AF310649

DE LA
CAUTÉRISATION D'AVANT EN ARRIÈRE,

DE

L'ÉLECTRICITÉ ET DU CAUTÈRE ÉLECTRIQUE

DANS

LE TRAITEMENT DES RÉTRÉCISSEMENS DE L'URÈTRE

PAR

LE DOCTEUR LEROY-D'ÉTIOLLES

Membre honoraire de l'Académie des sciences de Munich ; membre correspondant des Académies de Médecine de Belgique, de Madrid, de Naples, de St-Pétersbourg ; de la Société impériale des médecins de Vienne ; de la Société royale de médecine d'Édimbourg ; de la Société royale de médecine de Turin ; de la Société médico-chirurgicale de Berlin ; de la Société des sciences médicales de Lisbonne, de la Société nationale des sciences et arts de Nancy ; des Sociétés de médecine d'Anvers, de Barcelone, de Besançon, de Bruges, de Cadix, de Gand, de Guadalaxara, de Kœnigsberg, de Lyon, de Malines, de Marseille, de Moulins, de Munich, de Nancy, de Paris, de Toulouse, de Varsovie, de Willebroech, etc.

A PARIS,

CHEZ J.-B. BAILLÈRE, LIBRAIRE,

Rue Hautefeuille, 19.

A LONDRES, MÊME MAISON, 219, REGENT-STREET.

1852.

DE LA
CAUTÉRISATION D'AVANT EN ARRIÈRE,

DE

L'ÉLECTRICITÉ ET DU CAUTÈRE ÉLECTRIQUE

DANS

LE TRAITEMENT DES RÉTRÉCISSEMENS DE L'URÈTRE.

PAR

LE DOCTEUR LEROY-D'ÉTIOLLES,

Membre honoraire de l'Académie des sciences de Munich ; membre correspondant des Académies de Médecine de Belgique , de Madrid, de Naples, de St-Pétersbourg ; de la Société impériale des médecins de Vienne ; de la Société royale de médecine d'Édimbourg , de la Société royale de médecine de Turin ; de la Société médico-chirurgicale de Berlin ; de la Société des sciences médicales de Lisbonne, de la Société nationale des sciences et arts de Nancy ; des Sociétés de médecine d'Anvers , de Barcelone, de Besançon, de Bruges, de Cadix, de Gand, de Guadalaxara, de Kœnigsberg, de Lyon , de Malines , de Marseille, de Moulins, de Munich , de Nancy , de Paris , de Toulouse , de Varsovie, de Willebroech, etc.

A PARIS,

CHEZ J.-B. BAILLÈRE, LIBRAIRE,

Rue Hautefeuille, 19.

A LONDRES, MÊME MAISON, 219, REGENT STREET.

1852.

CAUTÉRISATION ANTÉROGRADE

OU D'AVANT EN ARRIÈRE;

CIRCONSTANCES DANS LESQUELLES IL CONVIENT DE L'APPLIQUER.

Il y a des rétrécissements qui laissent couler l'urine, et qu'aucune sonde ou bougie ne peut franchir, pas même la bougie tortillée qui, à vrai dire, en a beaucoup diminué le nombre. Pour surmonter ces obstacles, la chirurgie peut choisir entre trois procédés : 1º le cathétérisme forcé exécuté, soit avec des sondes ordinaires, à parois épaisses, comme le pratiquaient Chopart et Dessault, soit avec des sondes coniques, d'après le procédé de Cofinières, Boyer et M. Roux, soit avec des grosses sondes, à l'imitation de Mathias Mayor; 2º l'incision du rétrécissement de dehors en dedans ; 3º la destruction graduelle du rétrécissement par la cautérisation directe. C'est à cette dernière méthode que je donne la préférence.

La cautérisation directe, ou d'avant en arrière, est fort ancienne : A. Paré la pratiquait avec un tube et des escarrhotiques en poudre ou avec des bougies *embouties*. Loiseau en fit l'application sur Henri IV : Wiseman, Watheley, Roncali, Hunter, Evrard Home, en ont été successivement partisans. Lorsque Ducamp proposa ses procédés de cautérisation latérale, la bougie armée d'Evrard Home était en grande faveur en Angleterre; en France, Petit s'efforçait de la préconiser, appuyé sur un rapport favorable de Percy à l'Institut. Il ne fut pas difficile à Ducamp de démontrer les inconvéniens, les dangers même de l'instrument grossier auquel Evrard Home avait donné le nom de bougie armée : c'était une sonde en gomme à l'extrémité de laquelle un fragment de nitrate d'argent était fixé avec de la cire. On comprend que, malgré la précaution d'enduire le caustique de graisse et de le porter rapidement jusqu'à l'obstacle, la partie saine de l'urètre devait être endommagée par le passage ; c'est en effet ce qui avait lieu, et l'on vit des malades qui eussent été facilement guéris par la dilatation, dont l'urètre était rétréci par la cautérisation dans une grande étendue de sa partie spongieuse ; en sorte qu'ils étaient dans un état pire qu'auparavant.

Le prestige dont Ducamp avait entouré son procédé, l'engoûment universel dont il fut l'objet, achevèrent de déconsidérer la cautérisation d'avant en arrière, et détournèrent d'y avoir recours, même dans les cas où elle était le mieux indiquée ; à peine, en France, comptait-on, dans un laps de quinze années, trois applications faites par Nicod et par M. Lallemand ; celui-ci même, après avoir rapporté deux cas dans lesquels il dit avoir fait deux fausses routes avec la bougie armée conduite dans une canule, ajoute : « On voit par
» ces observations, que ce mode de cautérisation peut être
» utile dans certains cas de rétrécissemens situés *dans la por-*
» *tion droite du canal,* mais qu'au-delà de la courbure sous-
» pubienne il expose singulièrement à des fausses routes,
» dirigées vers la partie inférieure du canal, et que les incon-
» véniens que Ducamp reproche à la méthode de Hunter ne
» sont pas exagérés : *Pour mon compte, j'aimerais peut-être*
» *mieux remettre indéfiniment la cautérisation, si je ne pouvais*
» *pénétrer dans le rétrécissement, que de la pratiquer d'avant*
» *en arrière.* »

Malgré l'appréhension que les écrits de Ducamp et de M. Lallemand avaient fait naître dans mon esprit, je me hasardai à essayer la cautérisation d'avant en arrière dans quelques cas de rétrécissemens qui avaient opposé au cathétérisme tenté par tous les moyens connus (sauf le cathétérisme forcé) une résistance insurmontable : les résultats me rassurèrent sur le danger de produire une rétention d'urine complète, et m'encouragèrent à persévérer. Je les communiquai à l'Académie de médecine, dans un mémoire dont je lui fis la lecture le 11 septembre 1838.

« La cautérisation directe, disais-je, p. 17 du manuscrit, a produit dans mes mains des effets tels, que je n'hésite pas à me porter garant de son efficacité. On peut craindre, et c'est là ce qui m'avait arrêté d'abord, que le gonflement inflammatoire auquel paraît devoir donner lieu, dans les premiers instans, la cautérisation, ne produise l'occlusion complète de l'étroit passage qui reste à l'urine ; pourtant cela n'a pas eu lieu : j'ai porté le nitrate d'argent sur des rétrécissemens existant depuis quinze, vingt années, que les bougies les plus fines ne pouvaient franchir, qui laissaient sortir l'urine seulement par gouttes ou par jet filiforme, et la cautérisation directe n'a pas produit de rétentions d'urine, à peine une ou deux fois une suspension momentanée ; pour l'ordinaire, elle a rendu promptement la miction plus facile. »

Mon opinion sur la cautérisation directe ne fut pas partagée par M. Civiale, il la combattit ou la fit combattre par son rédacteur dans le *Traité pratique sur les maladies des organes génito-urinaires. Première partie. Maladies de l'urètre*, p. 283, 2ᶜ édition, 1843. Voici dans quels termes il s'exprime :

« M. Le Roy-d'Etiolles a tenté, en 1838, de remettre en
» honneur la cautérisation d'avant en arrière, telle qu'elle fut
» employée par Ambroise Paré, puis appliquée par Hunter,
» Home, etc. Il pense que les reproches adressés à cette mé-
» thode ne sont applicables qu'aux procédés d'après lesquels
» on l'a mise à exécution, et il recommande des instrumens
» nouveaux de son invention, pour opérer ce qu'il nomme la
» *cautérisation rétrograde*, à l'aide de laquelle il prétend être
» en mesure de cautériser tous les rétrécissemens, *même ceux*
» *qu'une bougie capillaire ne peut traverser.* M. Leroy-d'Etiolles
» n'a jamais laissé échapper une occasion de prouver combien
» son imagination est prompte à lui suggérer des instrumens
» inutiles, et son esprit apte à lui suggérer des préceptes
» aventureux. Ce qu'il propose contre les rétrécissemens
» urétraux peut être mis sur la même ligne que mille
» autres de ses inventions, qu'on vante toujours beaucoup,
» mais qui n'ont jamais trouvé à s'appliquer utilement. Toute-
» fois, M. Le Roy, en soutenant que son procédé est préfé-

» rable à ceux de Ducamp et de M. Lallemand, reconnaît que
» la cautérisation *directe* ne réussit pas toujours, et il propose
» la déchirure, la scarification, même la résection. »

Dans cette tirade, où la cautérisation d'avant en arrière est mêlée et confondue avec la cautérisation rétrograde, ce qu'il y a de plus clair après la malveillance et la mauvaise foi qui l'ont dictée, c'est que M. Civiale réprouve ces deux procédés; il manifeste non moins énergiquement cette réprobation de la cautérisation antérograde dans le passage suivant, p. 277 du même ouvrage. « Assez généralement, dit-il, on blâme aujour-
» d'hui la cautérisation d'avant en arrière, telle, du moins,
» qu'elle avait été pratiquée depuis Hunter. L'incertitude,
» les inconvéniens, les dangers même de ce procédé ont été
» si bien peints par Ducamp d'abord, puis par M. Lallemand,
» que chacun l'apprécie à sa juste valeur, et quoiqu'il se
» trouve encore quelques chirurgiens qui cherchent à le tirer
» de l'oubli, la cautérisation de dedans en dehors, par la-
» quelle on l'a remplacé, semble réunir les suffrages. »

On doit supposer que ces passages, extraits de la seconde édition d'un ouvrage sérieux, ont été écrits avec réflexion; l'autorité de l'auteur du livre est grande en urologie, celle des hommes dont il cite l'opinion ne l'est pas moins; il faut donc, pour combattre une telle influence, non des théories, mais des faits concluants. J'en ai cité dans le mémoire que j'ai lu à l'Académie de médecine en 1838. J'en ai relaté cinq dans mon *Traité des rétrécissemens*, publié en 1845. En voici quatorze nouveaux qui sont, comme les précédens, entourés de tous les caractères de l'authenticité; ils me paraissent de nature à prouver que les plaisanteries et les critiques de M. Civiale, au sujet de la cautérisation d'avant en arrière, sont aussi déplacées et mal fondées que celles qu'il a dirigées contre les bougies tortillées et crochues, contre le brise-pierre à écrasement, contre beaucoup de choses qu'il a ensuite adoptées, et qu'il a même cherché à s'approprier.

Ne perdons pas de vue que la cautérisation n'est pas, à mes yeux, non plus que la scarification, une méthode générale, qu'elle ne doit être appliquée qu'exceptionnellement, et dans les cas d'insuffisance de la dilatation; que la cautérisation d'avant en arrière, plus exceptionnelle encore, n'entre ici en parallèle qu'avec le cathétérisme forcé, et l'incision de l'urètre de dehors en dedans. Cela est indispensable pour débarrasser la question des objections et critiques s'adressant à une application intempestive, plutôt qu'à la méthode elle-même.

J'ai donné, dans mon mémoire lu à l'Académie de médecine, en 1838, et dans mon *Traité des rétrécissemens et angusties de l'urètre*, quelques indications, je n'ose pas dire préceptes, relativement à la manière dont la cautérisation d'avant en arrière doit être pratiquée; je les rappellerai sommairement.

Il faut que le caustique attaque bien centralement et de front l'obstacle; pour cela, il est utile que le porte-caustique soit volumineux et remplisse l'urètre en avant de la coarctation.

Le plus grand nombre des rétrécissemens, particulièrement ceux pour *lesquels la cautérisation réussit le mieux*, étant situés au commencement de la portion membraneuse, dans le point où l'urètre commence à s'infléchir en haut, il importe que pour cette région le porte-caustique soit un peu courbe. Cette condition doit être observée, même pour les instrumens flexibles en gomme, autrement le bout de l'instrument se dirigerait vers le fond de l'excavation bulbaire, et exposerait à faire fausse route : une fausse route produite par le caustique est beaucoup moins grave, il est vrai, que celle qui résulte de la perforation avec les sondes métalliques, parce que sous l'escarrhe la nature organise un tissu qui s'oppose à l'infiltration urineuse, mais c'est toujours un accident fâcheux, et lorsque l'on peut l'éviter par une simple précaution, l'on serait coupable de la négliger. Il n'est pas nécessaire, avant de pratiquer la cautérisation directe, de chercher à prendre, avec le porte-empreinte de Ducamp, la figure du rétrécissement, et de s'assurer de la forme de son orifice : s'il est central, le caustique l'agrandit circulairement et uniformément : est-il excentrique? le tissu exubérant qui le fait dévier se présente à l'action du caustique qui le détruit

Les porte-caustiques dont je me sers sont représentés dans

les figures 3, 4 et 5. Ils peuvent être en métal ou en gomme. Ces derniers seraient préférables, à cause de leur flexibilité, s'ils n'étaient pas susceptibles de s'altérer au point de jonction de la gomme avec la virole d'or, de platine ou d'argent fin qui garnit l'extrémité vésicale du tube. Il pourrait en résulter que cette gomme altérée ne présentant plus un point d'appui assez solide aux goupilles qui fixent les viroles, celles-ci s'en détachassent. Cependant, avec de la surveillance, on peut prévenir un tel accident : s'il avait lieu, il serait probablement sans grâves conséquences, puisque l'anneau, arrêté par l'obstacle, ne pourrait pénétrer plus avant et serait accroché et ramené avec la première petite sonde ou la première tige métallique venue.

Si l'on voulait avoir recours au *caustique de Vienne*, comme on verra que je l'ai fait avec avantage, il faudrait se garder d'un tube de gomme, car il serait immédiatement corrodé.

Un obturateur K sert à boucher l'ouverture du tube pendant qu'il chemine dans la partie de l'urètre qui précède le rétrécissement, le tube étant arrivé à l'obstacle, on retire l'obturateur et à sa place on introduit le caustique. Il est contenu dans une sorte de cupule en platine (v. fig. 4), portée par une tige, dont une portion formée des mailles d'une chaîne à la Vaucanson, a la flexibilité suffisante pour ne pas redresser le tube conducteur et lui conserver sa forme. Cette cupule se charge, en approchant un morceau de nitrate d'argent de la flamme d'une bougie et laissant tomber dans sa cavité deux ou trois gouttes du sel en fusion : on s'assure, avant l'introduction, que le petit culot adhère fortement à la cupule.

Dans la fig. 3 on voit un petit porte-crayon porté par une chaîne flexible. Il est préférable à la cupule, qu'il est parfois difficile de charger du caustique. Pour ces porte-crayons, j'ai fait faire des lingotières et des cylindres de nitrate d'argent, de différentes grosseurs, suivant le volume des porte-caustiques.

Le caustique de Vienne peut être employé soit en pâte préparée extemporairement et placée dans la cupule, soit solidifié; on en casse un petit fragment de la grosseur d'un grain de chènevis, que l'on introduit dans un tube d'argent fin ou de platine, dont on tient l'ouverture appuyée contre l'obstacle. On le pousse ensuite au moyen d'une tige flexible en baleine, ou de l'une des tiges articulées représentées fig. 5, jusqu'à ce qu'il soit parvenu jusqu'au rétrécissement qu'il doit détruire.

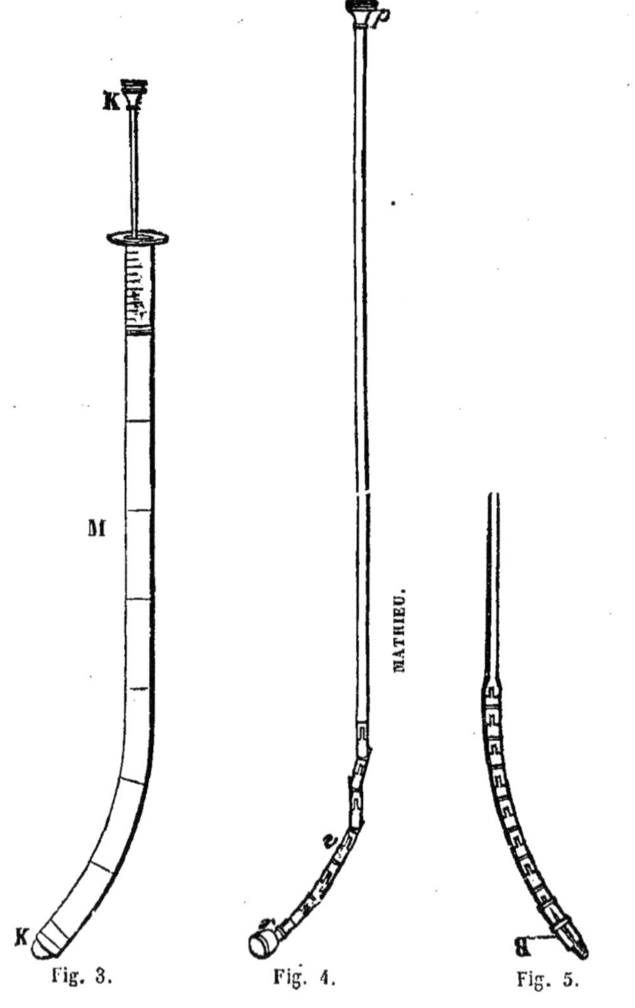

Fig. 3.   Fig. 4.   Fig. 5.

Dans le but d'assurer plus encore que je ne l'avais fait l'action centrale du caustique, M. le docteur Barré a imaginé un instrument formé d'un tube métallique, terminé par deux valves articulées qui, s'écartant en avant du rétrécissement, tendent les parois de l'urètre et démasquent l'obstacle, afin que le caustique l'attaque franchement et de front : cette addition, tout ingénieuse qu'elle est, ne me paraît pas nécessaire dans la généralité des cas ; elle ne me semble d'une application utile que lorsque l'obstacle sur lequel doit être porté le caustique est précédé d'autres rétrécissemens que l'on ne pourrait pas dilater, ce qui empêcherait d'arriver jusqu'à lui avec un instrument assez volumineux pour remplir l'urètre et rendre bien centrale l'action du caustique.

L'instrument de M. Barré est droit, par conséquent fait porter l'action du caustique sur la paroi postérieure de l'urètre, plus que sur l'antérieure, à partir du point où le canal commence à s'infléchir, et il expose ainsi à faire fausse route, particulièrement dans l'excavation du bulbe, comme M. Lallemand raconte que cela lui est arrivé dans l'observation N° 2, avec la bougie armée d'Evrard Home, portée dans un tube qui probablement était droit. Il ne serait pas impossible de fabriquer un *porte-caustique bivalve courbe*, mais cette disposition compliquerait encore le mécanisme.

Laissons maintenant parler les faits.

Rétrécissement infranchissable, fistule urinaire. — Cautérisation d'avant en arrière. — Libre passage des sondes.

N° 65. — L..., âgé de 35 ans, contracta deux blennorrhagies à 22 ans et à 24 ans, il les traita par les injections d'eau blanche, puis de nitrate d'argent ; un an après le jet de son urine diminua et devint de plus en plus mince et contourné. A trente ans, il eut une rétention d'urine qui dura plusieurs heures ; un bain et des cataplasmes la firent cesser. A trente-deux ans, il fut pris pour la seconde fois de rétention d'urine, des bougies furent introduites avec difficulté, un abcès se manifesta au périnée, on l'ouvrit, et une fistule lui succéda. La dilatation avec les bougies fut discontinuée par suite de l'incurie du malade, qui resta dans cet état jusqu'en 1847, époque à laquelle il entra à l'hôpital de la Charité, salle Saint-Jean, N° 19, dans le service de M. le professeur Gerdy. Ce chirurgien, après plusieurs essais inutiles de cathétérisme, parvint *une fois* à faire pénétrer jusqu'à la vessie une bougie fine, le malade ne comprit pas de quelle importance il était de la laisser à demeure pour frayer le passage à d'autres, il la retira, et depuis il fut impossible à M. Gerdy d'en faire pénétrer une autre.

Beniqué essaya vainement aussi le faisceau de petites bougies, poussées successivement pour trouver l'ouverture du rétrécissement ; ce fut alors que je vis L..., son urine était affreusement muqueuse, purulente même et puante. La santé générale était altérée, il y avait de fréquens accès de fièvre. A la demande de M. Gerdy, je fis plusieurs tentatives d'introduction des bougies crochues et tortillées, elles furent inutiles ; je proposai alors de détruire l'obstacle par la cautérisation d'avant en arrière, M. Gerdy y consentit et m'abandonna ce soin.

Trois applications de nitrate d'argent avaient eu lieu déjà lorsque survint la révolution de Février 1848. On évacua un certain nombre de malades pour recevoir les blessés, L... fut du nombre.

Trois mois après il rentra à la Charité, dans la salle de M. Gerdy, qui fit de nouvelles tentatives avec les bougies et les sondes, mais sans pouvoir franchir l'obstacle. Un abcès qui s'était formé au périnée, fut ouvert avec le bistouri ; l'ouverture resta fistuleuse.

L... quitta l'hôpital vers la fin de l'année 1848.

Au commencement de 1849, il vint à la consultation du Bureau central pour réclamer mes soins, je le fis admettre de nouveau à la Charité, dans la salle de M. Rayer, qui était le président de la seconde commission du prix d'Argenteuil, et, en cette qualité, désirait être témoin des applications des différens modes de traitement des rétrécissemens. De nouvelles tentatives de cathétérisme avec les sondes et les bougies de toutes formes, même avec la bougie tortillée, ayant été faites sans résultat par moi d'abord, puis par M. Rayer, par M. Bernard, par M. Cazeaux, je songeai à reprendre la cautérisation d'avant en arrière, mais je voulus auparavant me débarrasser d'un premier rétrécissement fort résistant, de nature fibreuse, qui existait dans la région spongieuse de l'urètre et m'empêchait de porter sur l'obstacle infranchissable un porte-caustique aussi volumineux que je l'aurais désiré pour l'attaquer bien centralement ; ce premier rétrécissement n'admettait que 4 millimètres, j'essayai la dilatation temporaire pendant un quart d'heure chaque jour, elle fut impuissante ; après quinze jours, nous étions toujours au même point ; je tentai la dilatation permanente avec des sondes ouvertes à leurs extrémités, fabriquées dans le but de devenir des porte-empreintes de Ducamp : deux fois leur séjour pendant trois heures seulement, produisit un accès de fièvre, je dus y renoncer. La scarification ou l'incision m'aurait probablement donné le moyen de passer des instrumens plus volumineux, mais sur un sujet si débile, si irritable, elle eût pu faire naître des accidens ; ce premier rétrécissement n'était d'ailleurs qu'un accessoire d'une importance secondaire, et j'espérai, avec de l'attention, maintenir le porte-caustique dans la direction du canal, malgré son peu de volume.

Quatre cautérisations antérogrades furent pratiquées à cinq et six jours d'intervalle l'une de l'autre ; elles furent faites avec un tube d'argent ayant la courbure des sondes ordinaires, dans la cavité duquel est reçu le petit porte-crayon et les petits cylindres de nitrate d'argent, fabriqués *ad hoc*, page 148, fig. 5, aucune ne fut suivie de rétention d'urine. Après la quatrième, les bougies et les sondes de 4 millimètres arrivèrent dans la vessie. L'urine, s'écoulant beaucoup plus librement devint moins catarrhale, sans pourtant s'éclaircir complètement ; les accès de fièvre qui, depuis près de deux ans, se renouvelaient tous les dix ou quinze jours, avaient cessé.

Je pensai que cette amélioration de la santé générale et la possibilité d'évacuer l'urine par la sonde permettraient cette fois de compléter la dilatation par le séjour des sondes, mais la fièvre survint de nouveau, et il fallut y renoncer.

Je me disposais à inciser le premier rétrécissement qui opposait de la résistance, lorsqu'eut lieu l'épidémie de choléra de 1849, L... voulut sortir de l'hôpital, et je l'ai perdu de vue depuis.

Rétrécissement infranchissable par les bougies et les sondes. — Cautérisation directe, destruction de l'obstacle, admission de bougies de 8 millimètres. — Permanence de l'élargissement, miction libre et facile.

N° 66. — R.., , 33 ans, ornemaniste. Gonorrhée à l'âge de 20 ans, qui a duré deux mois, elle fut traitée par des tisanes, sans injections.

Deux ans après, R... fut pris tout à coup de rétention d'urine. Il prétend ne s'être pas aperçu auparavant d'une diminution graduelle du jet. Un médecin fut appelé, qui passa une sonde d'argent, elle évacua l'urine mêlée de sang : après l'extraction de la sonde, l'urine s'écoula spontanément, mais avec difficulté.

Six mois après, vers le milieu de 1842, nouvelle rétention d'urine. Une bougie fut introduite jusqu'à l'obstacle par un autre médecin, elle ne franchit pas, mais elle détermina la sortie de l'urine.

Trois jours après, la rétention se reproduisit. R... vint au Parvis Notre-Dame à la consultation de M. Le Roy-d'Etiolles, qui, au moyen de bougies tortillées, parvint à franchir le rétrécissement; les jours suivans, des bougies plus grosses furent introduites, jusqu'au diamètre de 4 millimètres, après quoi le malade, trouvant qu'il urinait librement, cessa de venir à la consultation, malgré la recommandation de M. Le Roy-d'Etiolles.

Les choses allèrent ainsi jusqu'en décembre 1850, c'est-à-dire pendant huit ans, mais alors le volume du jet diminua rapidement, et, le 20 janvier 1851, il y eut rétention d'urine complète. Un médecin du voisinage essaya vainement de faire pénétrer des sondes et des bougies. R... se rendit chez M. Le Roy-d'Etiolles dans un état de souffrance inexprimable. Après une demi-heure de tâtonnement, ce chirurgien parvint à faire pénétrer à travers l'obstacle une bougie fine tortillée en spirale irrégulière, l'urine ne passait pas entre elle et les parois de l'urètre, mais lorsqu'on la retira, après un quart-d'heure de séjour, le liquide coula par un jet assez continu, qui se renouvela après un moment de repos. Le surlendemain, la rétention eut lieu de nouveau; M. Le Roy-d'Etiolles parvint encore à faire pénétrer une bougie tortillée qui favorisa la sortie de l'urine, M. le docteur Delarue (d'Herbelay) était présent. R... prit cette fois la ferme résolution de se mettre à l'abri de tels accidens, en suivant jusqu'au bout le traitement; il vint chez M. Le Roy-d'Etiolles, mais celui-ci ne put parvenir à faire pénétrer ni bougie ni sonde, bien que le passage semblât devoir être plus libre que dix jours avant, puisque l'écoulement de l'urine continuait d'avoir lieu par un petit filet.

R... fut présenté, le 28 janvier 1851, à l'hôpital Beaujon, à l'examen de MM. Bouvier, Huguier et Robert, qui constatèrent cette double circonstance de la sortie de l'urine et de l'impossibilité du passage des sondes et bougies; l'obstacle était situé vers le milieu de la région membraneuse, à une profondeur de 16 centimètres; une sonde de 7 millimètres pénétrait librement jusqu'à cette profondeur. M. Le Roy-d'Etiolles prit un *porte-caustique antérograde* du même diamètre, légèrement courbe dans une longueur de 5 centimètres, une bougie à boule obturait le bout de la sonde et servait de conducteur, l'instrument étant arrivé sur l'obstacle, la bougie obturatrice fut retirée; à sa place, la tige porte-caustique flexible fut introduite, elle contenait deux décigrammes de nitrate d'argent, que M. Le Roy-d'Etiolles laissa fondre en totalité; cette fusion demanda cinq minutes. Cette cautérisation ne fut point suivie de rétention d'urine, le quatrième jour le jet avait augmenté,

Le 5 février, seconde cautérisation faite de la même manière et suivie du même résultat.

Le 10 février, troisième cautérisation. Celle-ci donna lieu à une rétention d'urine qui dura deux heures, un bain la fit cesser.

Le 17 février, quatrième cautérisation, non suivie d'accident ; le jet de l'urine augmenta encore de volume. Le malade n'était plus obligé de faire le moindre effort pour l'expulser.

Le 25 février, cinquième cautérisation. Même résultat.

Le 4 mars, le porte-caustique de 7 millimètres (non encore chargé de nitrate d'argent) ne rencontra plus de résistance et pénétra jusque dans la vessie.

Les jours suivans, des bougies en gomme, de 7 et 7 1/2 millimètres, furent introduites pendant dix minutes pour maintenir le canal ouvert et assurer la guérison.

Pendant toute la durée de ce traitement, R... a pu continuer son travail, à l'exception du jour où la rétention passagère d'urine eut lieu.

Le 3 mai, c'est-à-dire deux mois après la cessation du traitement, et sans qu'aucune bougie ait été introduite, la dilatation s'est maintenue, une sonde de 7 millimètres de diamètre entrait d'emblée. M. Robert, à qui le malade a été ce jour-là présenté à l'hôpital, a constaté ce résultat. Cependant, pour plus de certitude du maintien de la dilatation, R... devra, tous les quinze jours, puis tous les mois, introduire, pendant dix minutes chacune, les bougies de 5-6 7 millimètres.

(Cette observation a été recueillie par M. Boullay, interne dans le service de M. Robert.)

Rétrécissement infranchissable pour les sondes et les bougies. — Cautérisation directe. — Guérison.

N° 67. — B..., âgé de 30 ans, imprimeur-lithographe, demeurant rue de la Montagne-Sainte-Geneviève, N° 6, contracta une blennorrhagie vers la fin de l'année 1841, elle fut traitée par des tisanes et disparut après deux mois de durée. En 1843, seconde blennorrhagie contre laquelle on employa le cubèbe et les injections avec l'extrait de Saturne. Elle dura trois mois : une orchite eut lieu pendant sa durée, on appliqua des sangsues, des frictions furent faites sur les testicules avec la pommade mercurielle, l'écoulement reprit son cours. Comme il se prolongeait, B... fit des injections dans l'urètre avec l'extrait de Saturne, elles furent suivies de difficultés d'uriner, puis de rétention d'urine. Un médecin essaya d'introduire une sonde et des bougies sans pouvoir y parvenir. Après une application de sangsues au périnée et des bains, l'urine commença à couler goutte à goutte. Quelques mois plus tard, nouvelle rétention, nouveaux essais inutiles de cathétérisme tentés par un autre médecin, les sangsues et les bains la firent encore cesser. En 1846, un troisième médecin fut plus heureux, il parvint, *une fois*, à passer une petite bougie, et il engagea le malade à renouveler lui-même cette tentative. Celui-ci ne le faisait que lorsqu'il était pris de rétention, il n'arrivait pas jusque dans la vessie, cependant l'urine s'écoulait, pour l'ordinaire, après cette introduction. Les choses continuèrent ainsi jusqu'en 1851, l'urine était trouble, elle laissait un dépôt adhérent au fond du vase. Des fièvres d'accès eurent lieu deux fois par semaine, elles duraient douze heures, après les fièvres l'urine devenait plus catarrhale; B... maigrissait rapidement, il se détermina à se faire soigner, et il s'adressa à M. Bachelay, qui, trouvant la forme de la maladie exceptionnelle et digne d'intérêt, l'envoya à M. Le Roy-d'Etiolles.

Jugeant la cautérisation directe opportune, ce chirurgien trouva convenable de soumettre auparavant le malade à l'examen de la sous-commission d'Argenteuil, composée de MM. Bouvier, Huguier et Robert, tous trois attachés à l'hôpital Beaujon; en conséquence, le 28 mars 1851, ces messieurs constatèrent l'état de B...; ils reconnurent que ni les sondes métalliques ni les bougies d'aucune dimension, même la bougie tortillée, n'arrivaient à la vessie. L'urine coulait en bavant, l'urètre était continuellement baigné par un écoulement muqueux, la sensibilité de ce canal était fort grande. B... désirait vivement continuer son travail qui faisait vivre lui et sa famille : par toutes ces considérations, la cautérisation directe parut aux membres de la sous-commission, comme à M. Le Roy-d'Etiolles, présenter le moins de chance d'insuccès. La première application eut donc lieu immédiatement au moyen d'un porte-caustique, en forme de porte-crayon et de petits cylindres de nitrate d'argent. Bien loin de fermer complètement, comme on aurait pu le craindre, l'étroit passage de l'urine, cette première cautérisation rendit plus facile l'écoulement de ce liquide. Sept cautérisations furent pratiquées de la même manière, à des intervalles parfois de huit jours ; après chacune d'elles l'urine coulait plus librement, elle reprenait sa transparence ; la douleur qui accompagnait la miction diminuait graduellement et finissait par se supprimer ; l'écoulement se séchait; la fièvre n'avait plus reparu ; les forces et l'animation du visage allaient croissant.

Enfin, après six semaines de traitement, pendant lequel B... ne fut pas obligé d'interrompre un seul jour son travail, l'obstacle fut détruit, et une bougie de six millimètres le franchissait librement : cependant, arrivée à deux centimètres environ plus en arrière, elle trouvait une résistance formée probablement par une sorte d'éperon ayant la saillie en haut, car une bougie en forme de béquille, de même calibre, dont le coude avait un centimètre (5 à 6 lignes) de longueur, évitait cet obstacle et parvenait sans la moindre résistance jusqu'à la vessie. Lorsqu'elle avait séjourné deux ou trois minutes et affaissé la saillie, les sondes et bougies droites ou à courbe régulière étaient admises. Pendant quinze jours B... introduisit des sondes de 6 à 7 millimètres de diamètre, qu'il laissait séjourner une demi-heure environ, après quoi il cessa cette introduction pendant un mois.

Le 4 juillet 1851, M. Le Roy-d'Etiolles présenta B... à M. Huguier, qui constata l'état satisfaisant dans lequel il se trouvait.

Cet état est absolument le même aujourd'hui, 25 avril 1852, c'est-à-dire plus d'un an après le traitement, ainsi que vient de le constater de nouveau M. Huguier.

(Cette observation a été recueillie par le Dr Raoul Le Roy-d'Etiolles, mon fils.)

Rétrécissement infranchissable par les bougies. — Cautérisation directe. — Guérison.

N° 68. — H..., sergent-major au 15e de ligne, âgé de 38 ans, eut une blennorrhagie à l'âge de 25 ans, puis une seconde à 28 ans, avec chancres ; elles furent traitées toutes deux par des injections d'eau blanche. Depuis deux ans, il avait vu diminuer graduellement le volume du jet de son urine, et depuis quelque temps elle ne sortait plus qu'en arrosoir, lorsqu'il vint me consulter, envoyé par le chirurgien-major de son régiment.

Le 2 mai 1851, je présentai H... à M. Huguier, qui constata l'impossibilité de franchir l'obstacle avec des sondes métalliques et avec des bougies ; je lui fis part de l'intention où j'étais de faire usage de la cautérisation directe ; il l'approuva. Un autre motif encore que l'impossibilité de franchir le rétrécissement me faisait pencher vers ce mode de traitement : H... ne voulait pas suspendre son service, à moins d'y être forcé ; la dilatation l'y eût obligé, la cautérisation ne le plaçait pas dans cette nécessité. Nous convînmes donc qu'il viendrait chez moi tous les quatre ou cinq jours pour recevoir l'application du caustique. Le chirurgien-major du régiment, dont le nom a échappé de ma mémoire, se chargea d'en obtenir pour lui la permission, et lui-même l'accompagna chez moi lors de la première cautérisation, qui ne fut suivie d'aucune irritation ; j'en pratiquai trois autres encore, à cinq jours de distance l'une de l'autre. Après chacune d'elles, le volume du jet avait augmenté, et, après la quatrième, il était devenu plein et fort. Avant d'en faire une cinquième, j'insinuai dans l'urètre une bougie de gomme de 5 millimètres, qui pénétra d'emblée jusqu'à la vessie ; des bougies de 5 1/2, 6, 6 1/2 millimètres furent admises ensuite sans difficulté. Je jugeai inutile de pousser plus loin l'action du caustique, et je terminai la cure par la dilatation temporaire, qui marcha rapidement, car le troisième jour je pouvais passer 8 millimètres. J'enseignai à H... comment il devait introduire ces bougies, afin d'assurer sa guérison.

M. Huguier a constaté le libre passage des sondes les plus volumineuses après le traitement.

Rétrécissement infranchissable. — Catarrhe de vessie. — Cautérisation d'avant en arrière. — Guérison.

N° 69. — M. B..., pharmacien, âgé de 53 ans, commença, vers l'année 1845, à voir diminuer le jet de son urine ; les besoins d'expulser ce liquide se rapprochèrent au point de ne laisser entre eux qu'une demi-heure d'intervalle. Au commencement de 1850, c'est-à-dire au bout de quinze ans, un refroidissement subit fut suivi d'un catarrhe de vessie, la miction fut accompagnée de vives douleurs ; trois mois plus tard, il y avait incontinence d'urine, et M. B... était obligé de porter un urinal. Il avait une fièvre lente continue, avec des exacerbations hebdomadaires.

Au mois de janvier 1851, M. B... vint me consulter, j'introduisis dans son urètre, une sonde de gomme à courbure fixe, elle fut arrêtée en arrière du bulbe ; j'insinuai des bougies de plus en plus fines, aucune ne pénétra, la bougie capillaire tortillée elle-même ne put franchir ; je me déterminai à pratiquer la cautérisation d'avant en arrière avec le nitrate d'argent : dès la première application, l'urine coula plus facilement et par intervalles ; elle parut un peu moins trouble et moins catarrhale après la troisième cautérisation, la fièvre avait cessé, l'urine était retenue une heure entière, elle était expulsée spontanément et par jet. Après la cinquième cautérisation, je pus faire pénétrer jusqu'à la vessie une bougie de 4 millimètres de diamètre, puis d'autres de 5, 6, 7 millimètres ; les jours suivans l'introduction des mêmes bougies eut lieu pendant un quart-d'heure. Après trois mois de suspension de tout traite-

ment, **M. B...** est revenu me faire part de son état. L'urètre s'était
maintenu au degré d'élargissement obtenu, ce que j'ai fait constater par
MM. Huguier et Robert. L'urine n'ayant pas encore repris toute sa limpidité et conservant un peu de mauvaise odeur, je conseillai de faire
dans la vessie des injections contenant un décigramme de nitrate d'argent par 250 grammes d'eau. J'ai appris, il y a peu de jours, par M. le
docteur Burcq, parent du malade, qu'elles avaient eu un bon résultat,
que la santé de **M. B...** est satisfaisante, et qu'il urine librement.

*Rétrécissement infranchissable, suite de blessure. — Cautérisation
directe. — Guérison.*

N° 70. — M. R..., de Marseille, 57 ans, fit, en 1830, à l'âge de 35
ans, une chute de la hauteur de 3 mètres sur le dos d'une chaise d'église,
il en est résulté une plaie au périnée, avec rupture de l'urètre et une
fracture de la branche du pubis, dont une esquille pénétra dans le canal :
une hémorrhagie abondante avec rétention eut lieu. M. le docteur Cauvière parvint à passer une sonde ; deux autres médecins avaient essayé
en vain : deux litres d'urine furent évacués, la rétention avait duré quinze
heures. La sonde fut laissée à demeure pendant deux mois ; trois semaines après qu'elle eut été enlevée, le jet de l'urine diminua beaucoup
de volume et de force ; on voulut réintroduire la sonde, mais cela fut impossible, l'esquille d'os détachée du pubis déviait le canal, une fistule se
fit au périnée ; cela dura un an. M. le docteur Mulot introduisit alors
dans la fistule un cône de racine de gentiane pour la dilater ; au bout de
quelque temps, ayant distinctement senti l'esquille d'os, il fit une incision
au périnée et l'enleva. Le passage des sondes devint un peu plus facile,
le malade introduisait lui-même des tiges de fer, dont il augmentait le
diamètre jusqu'à 5 millimètres ; il maintint quelque temps le canal à ce
degré de largeur, puis il perdit peu à peu du terrain, et il ne pouvait
plus rien introduire lorsqu'il vint me consulter à Paris, en 1849 ; je
passai une bougie tortillée, puis d'autres dont j'augmentai graduellement
le calibre, mais le malade étant obligé de retourner à Marseille, suspendit
le traitement : je lui recommandai de ne plus se servir de fils fer pour se
sonder, ce qu'il faisait très brutalement, et d'employer des bougies dont
le calibre serait augmenté graduellement ; mais, satisfait de la manière
dont il urinait, il cessa toute introduction.

Cependant l'urètre se rétrécit peu à peu, l'urine devint catarrhale et
lorsque M. R... voulut, au bout de dix-huit mois, recourir au cathétérisme, cela fut impossible ; il fit de nouveau le voyage de Paris et revint

me consulter le 19 septembre 1851. Aucune bougie ne franchissait l'obstacle, *pas même la bougie tortillée*; je fis une cautérisation directe, et le 22 une bougie de 2 millimètres pénétra d'emblée, je la fixai à demeure dans l'intention de lui en substituer une autre plus grosse le lendemain, mais le malade, fort impatient de son naturel, l'enleva au bout de quelques heures, pensant pouvoir la réintroduire, il fit pour cela de vaines tentatives, il essaya d'autres sondes et même son moyen favori, la tige de fer, avec laquelle il se sondait jadis, rien ne passa, et lorsqu'au bout de deux jours il revint chez moi, je ne pus parvenir à introduire ni sonde ni bougie d'aucune forme ni grosseur.

L'urine continuant de couler, je prescrivis des bains et du repos; après huit jours je présentai de nouveau une bougie fine d'abord, puis tortillée en différens sens, elle ne put franchir l'obstacle. Je revins alors à la cautérisation directe, je la pratiquai trois fois, en laissant quatre jours d'intervalle entre chacune des applications. Quatre heures après la troisième cautérisation il y eut rétention d'urine, elle durait depuis trois heures lorsque le malade me fit appeler : je présentai des bougies qui ne purent être admises, je pris alors une sonde d'argent de petit calibre, je la tins appuyée contre l'obstacle, et après un quart d'heure de pression elle le franchit et parvint à la vessie, qui fut vidée. Je crus inutile de laisser la sonde à demeure, cependant je ne m'éloignai pas du malade avant de m'être assuré qu'il pouvait uriner librement : le jour suivant une sonde de gomme de 4 millimètres, à courbure fixe sans mandrin, pénétrait d'emblée dans l'urètre jusqu'à la vessie.

J'essayai de compléter l'élargissement du canal par la dilatation temporaire, mais nous restions au même point, je laissai les sondes en permanence, augmentant leur volume jusqu'à 8 millimètres : deux jours après leur sortie, le diamètre se trouvait de nouveau réduit à 4 millimètres, je cherchai à obtenir par la cautérisation un élargissement plus permanent, mais non plus par la cautérisation directe, le passage à travers le rétrécissement étant actuellement possible, je préférai employer la cautérisation rétrograde, c'est-à-dire faite avec ma sonde fenêtrée terminée par un boule , qui, accrochant le rétrécissement en arrière, ne permet pas que le caustique agisse sur d'autres parties que celles qui sont en saillie; trois cautérisations furent pratiquées de la sorte, à cinq jours de distance l'une de l'autre, puis la dilatation temporaire fut reprise : sans doute, cette fois, la résolution du tissu induré avait été effectuée par les cautérisations, car le rétrécissement se laissa dilater sans une rétraction bien sensible de son diamètre.

Rétrécissement infranchissable pour les bougies et les sondes.—
Cautérisation d'avant en arrière. — Guérison.

N° 71. — M. B..., de Metz, urinait difficilement depuis une quinzaine
d'années, lorsqu'il vint à Paris, en 1848, pour se faire traiter d'un rétrécissement que ne pouvaient franchir ni sondes ni bougies, quelque
fines qu'elles fussent. M. Lavrand, son médecin, avait fait maintes fois
des tentatives inutiles pour les faire arriver à la vessie : le malade lui-
même, homme intelligent et méthodique, avait fait des essais répétés et
fort bien combinés, mais infructueux. M. B... se confia d'abord à l'une
des célébrités chirurgicales de la capitale, dont il n'a pas écrit le nom
dans la note qu'il m'a remise sur sa maladie ; le cathétérisme, tenté de
toute manière, fut impossible. Ce fut dans ces conditions que M. B...
réclama mes soins. J'essayai moi-même d'introduire à plusieurs reprises
des sondes et des bougies de diverses natures et de diverses formes,
le passage fut refusé à toutes, même à la bougie tortillée.

Je me déterminai alors à cautériser d'avant en arrière avec le nitrate
d'argent, et j'en fis la proposition à M. B..., qui montra d'abord de
l'hésitation à l'accepter. Il m'en donna l'explication dans sa note reçue
il y a peu de jours. « Je vous dois ici une nouvelle confidence, m'écrit-
» il, ce moyen, je l'avais proposé moi-même au médecin qui m'avait vu
» avant vous, et il m'avait été répondu qu'*il est trop dangereux, qu'il*
» *expose à faire fausse route et compromet par conséquent la vie*
» *du malade.* Aussi, lorsque vous me proposâtes la cautérisation d'avant
» en arrière, ma perplexité fut grande ; mais déjà ma confiance en vous
» était sans bornes, et je me soumis aveuglément à votre opinion. »

Ayant surmonté l'irrésolution et même la répugnance de M. B..., dont
j'ignorais alors le motif, je procédai à la petite opération. Le filet
d'urine un peu diminué après la première application du caustique,
augmenta après la seconde, qui eut lieu quatre jours plus tard. Trois
autres suivirent à la même distance, elles amenèrent peu de changement ;
nous en étions là, lorsque des affaires urgentes obligèrent M. B... à
quitter Paris, sans qu'il lui fût possible de savoir l'époque à laquelle il y
reviendrait. Je l'engageai à emporter avec lui un de mes porte-caustiques antérogrades, fabriqués par M. Mathieu, et de confier à son médecin le soin de poursuivre le traitement.

Lors de son retour à Metz, M. B... ne trouva plus M. Lavrand, qui
était allé en Afrique, je crois. Il pria M. Scoutteten de continuer les applications du caustique, et six semaines après, il m'apprenait, par une

lettre, qu'après la quatrième cautérisation directe il était parvenu à faire passer une bougie fine, puis de plus grosses, avec lesquelles l'élargissement de l'urètre avait été obtenu.

A la fin de la lettre qu'il vient de m'adresser, en m'envoyant l'histoire de sa maladie, que je lui avais demandée, M. B... me donne des détails sur son état actuel, qui ne sont pas dénués d'intérêt. Je les transcris : « L'obstacle détruit par la cautérisation tend cependant à se reformer, . » et sans l'habitude que j'ai prise de passer tous les cinq ou six jours la » sonde en étain, je sens que ce serait à recommencer ; 2° il s'est formé, » pendant la durée du rétrécissement, entre lui et le col de la vessie, une » dilatation ou poche où séjournait l'urine : j'avais pensé que le canal, » une fois dilaté, l'oblitération de cette poche se ferait facilement, mais » il n'en est rien, et chaque fois que j'introduis une sonde, sans même » dépasser le col de la vessie, je ramène de l'urine ; 3° enfin je ne pé » nètre dans la vessie que par hasard et peu souvent. Il me semble que » la dilatation inusitée du canal, dans la région de la prostate, permet » à la sonde de dévier et lui fait manquer le col de la vessie ou la fait » s'engager dans un pli, s'arrêter contre un obstacle. »

Nous voyons fort bien observées et fort bien décrites, dans cette narration, deux circonstances qui se produisent fréquemment dans les rétrécissemens très opiniâtres qui ont longtemps ralenti le cours de l'urine, à savoir : une dilatation en arrière de l'obstacle dans laquelle l'urine séjourne et entretient un état inflammatoire, parfois même un écoulement abondant, qui ne paraît pas exister ici, puisque le malade n'en dit rien : et une déformation du col de la vessie produite tantôt par un bourrelet transversal, tantôt par une tumeur prostatique, tantôt par la tuméfaction inégale d'un des lobes de cette glande, tantôt par le développement du *verumontanum* et de la crête urétrale qui impriment à l'urètre une déviation.

Rétrécissement infranchissable. — Rétention complète d'urine. — Ponction de la vessie. — Cautérisation d'avant en arrière. — Guérison.

N° 72. — Le 28 juillet 1850, je reçus de Saumur la lettre suivante :

» « Monsieur et très honoré confrère ,

» Je viens vous demander conseil au sujet d'un rétrécissement de l'urètre qui laisse filtrer l'urine, mais refuse passage aux sondes, aux bougies tortillées, aux bougies fixées en contact, et qui a nécessité la ponction de la vessie par suite de l'impossibilité absolue d'uriner.

» Depuis longtemps le sujet de cette observation n'urinait que goutte à goutte, lorsque lundi dernier cette triste ressource lui fut même refusée je ne le vis que mardi, et déjà la vessie distendue était le siége de de douleurs intolérables. Le sujet n'a que 45 ans, il est très irritable, sa raison l'abandonnait, il allait se porter sur lui-même aux dernières violences, aussi, après plusieurs tentatives de cathétérisme, il me fallut lui planter un trocart dans la vessie. Le malade fut immédiatement soulagé, et depuis lors aucun accident ne s'est produit. J'ai mis les quatre jours qui se sont écoulés depuis la ponction à profit pour chercher à pénétrer dans la vessie, et voici où j'en suis :

» Un premier obstacle, situé à trois pouces, un second à quatre pouces moins un quart, plus fort que le premier, ont été franchis, mais je suis complètement arrêté par un troisième rétrécissement placé à quatre pouces et demi, les bougies, déjà déformées par leur passage à travers les deux premiers points rétrécis, se recourbent lorsqu'elles arrivent sur le troisième, la bougie que je joins à ma lettre vous donnera une idée exacte de la déformation que subissent toutes celles que j'ai essayé d'introduire.

» Depuis la ponction, toutes les fois que le malade urine par la canule, il rend quelques gouttes d'urine par l'urètre, j'ai fait depuis deux jours, deux fois par vingt-quatre heures, une injection dans le canal, mais je ne fais pénétrer (si toutefois elle pénètre) qu'une très petite quantité de liquide au-delà des rétrécissemens. Depuis ces injections, le malade rend un peu plus d'urine par l'urètre, mais l'introduction des bougies est toujours impossible. Ne pensez-vous pas qu'on pourrait tenter la cautérisation d'avant en arrière ? Si tel est votre avis, je vous prie de me faire expédier par votre fabricant d'instrumens un de vos porte-caustiques *ad hoc.*

» Recevez, cher collègue, etc.

» Signé Deperrière. »

J'envoyai de suite à M. Deperrière un porte-caustique direct assez petit pour franchir les deux premiers rétrécissemens, et muni des petits porte-crayons de nitrate, représenté p. 0, fig. 5, tel que je l'ai fait exécuter par M. Mathieu. Un mois après, notre honorable et habile confrère m'annonçait que la cautérisation directe avait produit un très bon effet. qu'une seule application avait suffi pour permettre le passage des bougies et dilater ensuite le rétrécissement. J'ai vu, pendant un voyage qu'il fit à Paris l'année dernière, M. C..., dont il est ici question. J'ai fait passer sans difficulté dans son urètre des bougies de six millimètres; il urinait librement.

J'ai dit d'une manière générale dans mes *Aphorismes*, dans le n° 37 en particulier, que la cautérisation ne convient pas dans la région spongieuse de l'urètre, à cause de la turgescence du tissu qui la forme et de la rétraction que produit sur ce tissu toute cause d'irritation. Cependant, il y a une exception à cette règle, c'est le cas où les bougies et les sondes ne peuvent franchir le rétrécissement, cas assez rare dans cette région depuis la racine de la verge, jusqu'à l'orifice externe, car non seulement l'introduction des bougies capillaires et des bougies tortillées est plus facile, mais pour l'ordinaire on peut même y faire passer un stylet en argent que la flexibilité de la verge permet de diriger excentriquement ou obliquement, pour trouver l'orifice excentrique de l'angustie. Quelquefois pourtant cette introduction est tout à fait impossible, et pourtant l'urine continue de couler.

En voici un exemple :

N° 73. — Il y a un an, à l'hôpital militaire du Roule, un jeune soldat entra dans le service de M. le docteur Warmé, qui, après avoir inutilement essayé le cathétérisme, eut la bonté de me demander de voir son malade. Le rétrécissement était à 8 centimètres vers la racine de la verge ; je présentai successivement des sondes de métal, des bougies capillaires droites et tortillées, un stylet d'argent très effilé, sans pouvoir franchir l'obstacle, à travers lequel cependant l'urine continuait de couler. Nous pensâmes, M. Warmé et moi, que la cautérisation directe était le moyen le plus convenable. Ce chirurgien en fit l'application au moyen d'un appareil improvisé, formé d'un tube droit, dans lequel était reçue une bougie armée d'un morceau de nitrate d'argent. Trois fois, à quelques jours d'intervalle, le caustique fut ainsi porté sur l'obstacle : après la troisième cautérisation, le passage fut libre, et les bougies de 4 millimètres arrivèrent d'emblée jusqu'à la vessie. La dilatation fut complétée par les sondes laissées à demeure.

UTILITÉ DU CAUSTIQUE DE VIENNE.

Le nitrate d'argent, presque uniquement employé aujourd'hui pour les cautérisations de l'urètre, était inconnu des chirurgiens qui les premiers ont eu à traiter des rétrécissemens. Aldereto, Philippe, Amatus Lusitanus employaient une pâte escarrhotique dans laquelle entraient le vert-de-gris, l'orpin, le vitriol, l'alun de roche, la litharge et l'huile rosat. Outre la pâte avec laquelle il garnissait les bougies *emboulies*, Ambroise Paré appliquait les caustiques sous forme pulvérulente, au moyen d'un tube ouvert à ses deux extrémités; il se servait d'un mélange de sabine, d'ocre, d'antimoine et de tuthie. Wisemann fut le premier qui cautérisa les rétrécissemens dans l'urètre avec le nitrate d'argent. Son exemple fut suivi par Hunter, Home, Ducamp, M. Lallemand et tous les chirurgiens actuels. Un seul s'écarta un instant de cette ligne, ce fut Wathely qui tenta de substituer la potasse caustique au nitrate d'argent. Il employait pour son application le même procédé qu'Evrard Home pour la pierre infernale, c'est-à-dire qu'il en armait une bougie de cire, en creusant une excavation dans laquelle il plaçait un petit morceau de potasse caustique, gros comme la moitié d'une petite tête d'épingle : « *Procédé opératoire informe* » *et qui doit souvent manquer son but,* dit Ducamp ; le causti- » que employé par Wathely agit avec beaucoup plus de lenteur » que le nitrate d'argent ; la quantité indiquée est d'ailleurs » trop petite. » Ducamp, *Traité des rétentions d'urine,* p. 141. Les volumes de potasse caustique indiqués et appliqués par Wathely ne dépassent pas, en effet, un millimètre de diamètre. Ch. Bell, qui l'a employée à dose plus forte, n'en a pas obtenu des résultats bien satisfaisants. Un malade dont il cautérisait le rétrécissement avec la potasse caustique, étant mort d'une maladie des poumons, Bell ne trouva dans l'urètre aucune trace d'action de caustique.

Le nitrate d'argent resta donc seul appliqué à la destruction des rétrécissemens. Cependant, il est évident que son action est lente ; l'escarrhe molle qu'il produit est superficielle, et le procédé indiqué par Ducamp, généralement suivi pour charger les cuvettes, contribue encore à diminuer son action. En effet, en chauffant le nitrate d'argent au chalumeau ou à la flamme d'une bougie, on en réduit une partie à l'état métallique. Je crois donc avoir introduit dans la pratique une chose tant soit peu utile en faisant fabriquer, au moyen de lingotières *ad hoc*, des cylindres de nitrate d'argent gradués, applicables non-seulement à la cautérisation d'avant en arrière, mais encore aux cautérisations latérales et rétrogades, comme je le dirai en parlant de ces procédés.

La lenteur de l'action du nitrate d'argent sur certains rétrécissemens fibreux, m'a déterminé à lui substituer pour ceux-ci la préparation connue sous le nom de caustique de Vienne. Ce mélange de chaux vive et de potasse, a l'avantage de n'être pas diffluent comme la potasse pure. Je me suis servi d'abord, pour le porter sur le rétrécissement, de la cupule en platine, représentée p. 148, fig. 4. On pourrait la remplacer par une cupule improvisée, faite d'une sonde, garnie à son extrémité d'un peu de cire à cacheter, dans laquelle on ménagerait une cavité ou dépression. J'ai relaté, dans mon *Traité des rétrécissemens et angusties*, un cas dans lequel j'ai fait avec succès l'application du caustique en pâte porté dans la cupule en platine. Depuis que M. le docteur Filhos a eu l'heureuse idée de solidifier le caustique de Vienne, je l'emploie à l'état solide ; j'en casse un petit morceau dont j'abats les angles pour le rapprocher de la forme cylindrique, et je le pousse avec une tige flexible dans un tube d'argent dont je tiens l'extrémité appuyée contre l'obstacle ; j'en introduis ainsi le volume d'un grain de chènevis pour le moins. Voici deux exemples des bons effets de ce caustique :

Rétrécissement traumatique. — Fistules urinaires. — Occlusion complète de l'urètre, passage de la totalité de l'urine par les fistules pendant sept mois. — Cautérisation d'avant en arrière avec le caustique de Vienne. — Guérison.

N° 74. — P.... âgé de 15 ans, habitant le village de Montgeron, près Paris, conduisait une charrette chargée de 3,000 kilogrammes (6,000 l.), il tomba, et la roue lui passa sur le bassin et le bas ventre, c'était le 19 février 1846. Des cataplasmes furent appliqués sur le ventre, des frictions furent faites sur cette région et sur les fesses, qui étaient fort contusionnées. Le troisième jour il y eut rétention complète d'urine ; on introduisit la sonde, et l'on n'amena que quelques gouttes d'urine sanguinolente : un abcès urineux se forma dans l'une des fesses, on l'incisa, et pendant trois semaines l'urine coula par cette ouverture, après quoi elle reprit son cours par la verge. Cela dura quarante jours, alors l'autre fesse devint tuméfiée à son tour, un abcès s'y forma, on l'ouvrit avec le bistouri. La plaie resta fistuleuse, et elle donnait issue à la totalité de l'urine, mais non sans de violens efforts.

Depuis sept mois, P... était dans cet état, ne rendant pas une seule goutte d'urine par l'urètre, et l'introduction de toute espèce de sonde ou bougie étant impossible, lorsque le 25 janvier 1847, près d'un an après l'accident, il vint à ma consultation gratuite du Bureau central des hôpitaux. J'essayai plusieurs fois de faire pénétrer des bougies de diverses grosseurs et de diverses formes, aucune, même la bougie capillaire tortillée, ne put franchir l'obstacle qui existait au-dessous de la symphyse pubienne.

Je pris le parti d'attaquer l'obstacle d'avant en arrière avec le caustique. Quatre cautérisations furent faites à huit jours d'intervalle, au moyen du nitrate d'argent ; comme il opposait encore de la résistance, j'en fis une cinquième avec le caustique de Vienne, placé dans la cupule représentée p. 148, fig. 4, et porté sur l'obstacle au moyen d'un tube d'argent ; la douleur fut plus vive qu'avec le nitrate d'argent, mais il n'y eut pas d'accident, et quatre jours après l'urine passait par l'urètre. L'admission des bougies était facile, j'en introduisis pendant quelques jours, une demi-heure durant, afin de dilater le passage nouvellement frayé et de le maintenir ouvert.

Depuis cinq ans je n'avais plus revu P..., et je n'avais plus entendu parler de lui : désirant savoir quel est son état de santé actuel, j'écrivis à M. le docteur Lacaze, à Montgeron. Voici un passage de la réponse que je viens de recevoir aujourd'hui même, 30 avril : « Pendant les cinq années qui se sont écoulées depuis que vous avez donné vos soins au jeune P..., il a uriné librement et exclusivement par l'urètre. En janvier dernier, à la suite d'une gonorrhée, une inflammation intense envahit le tissu cellulaire avoisinant le canal de l'urètre, un abcès survint, et à son ouverture, de l'urine s'échappa mêlée au pus. Les choses continuèrent ainsi pendant quinze à vingt jours, puis le trajet fistuleux se cicatrisa, et l'urine s'écoula et s'écoule exclusivement par les voies naturelles.

» Tels sont, mon cher confrère, les renseignemens que m'a fournis ce jeune homme, que j'ai beaucoup engagé à vous aller voir... »

Rétrécissemens nombreux. — Abcès urineux, fistules. — Occlusion complète de l'urètre ; passage de la totalité de l'urine par les fistules pendant huit mois. — Destruction des obstacles par la cautérisation directe avec le caustique de Vienne. — Rétablissement du cours de l'urine.

N° 75. — M. H..., 52 ans, a contracté une première blennorrhagie à l'âge de 20 ans, en 1822 ; une seconde en 1824, puis une troisième en en 1832, qui dura dix ans, malgré tous les traitemens essayés pour la supprimer ; elle mourut de vieillesse, comme dit le malade dans sa narration.

De 1832 à 1850, le canal s'est rétréci de plus en plus ; l'hiver surtout, l'expulsion de l'urine était plus difficile encore, M. H... mettait quelquefois deux heures pour l'accomplir avec de violens efforts. Chaque année, il était obligé de garder la chambre un mois ou deux. Au commencement de 1851, les bourses, la verge, l'hypogastre et le périnée se tuméfièrent tout à coup ; deux incisions furent pratiquées, l'une au périnée, l'autre sur la bourse gauche ; l'urine s'échappa par ces ouvertures, dont une, celle du périnée, resta fistuleuse ; et, depuis lors, il ne s'écoula plus une goutte d'urine par l'urètre. Plusieurs tentatives eurent lieu inutilement, pour faire pénétrer des sondes et des bougies.

M. H... vint à Paris me consulter ; je le vis le 16 septembre 1851, en compagnie de M. le docteur Hutin. Une bougie très fine, introduite dans l'urètre, rencontra un rétrécissement à 2 centimètres (9 lignes) de l'orifice. Après un peu d'hésitation, elle le franchit, et arriva sur un second placé à 3 centimètres. Après avoir encore dépassé celui-ci, elle vint butter, à 11 centimètres de profondeur, contre un troisième, dans lequel sa pointe même ne s'engageait pas. L'irritabilité du canal et la sensibilité du malade étaient extrêmes.

Je renouvelai plusieurs jours de suite les essais pour introduire au-delà du troisième obstacle, des bougies de différentes grosseurs, droites, tortillées et crochues, cela me fut impossible. Je pris alors le parti de dilater les deux premiers rétrécissemens qui admettaient une bougie fine, afin de pouvoir arriver franchement sur le troisième, et de l'attaquer par la cautérisation d'avant en arrière. Je la pratiquai avec un porte-caustique de 4 millimètres ; c'est tout ce que les deux premiers rétrécissemens, incomplètement dilatés et fort rétractiles, pouvaient admettre. Après cinq cautérisations faites avec le nitrate d'argent, ce troisième rétrécissement fut dépassé, et la sonde vint s'arrêter sur un quatrième, situé à 13 centimètres. Je me disposais à le détruire à son tour par le caustique, lorsque M. Wertheimber, demandant à faire, sur un rétrécissement infranchissable par les sondes et les bougies, l'application du galvanisme, je lui parlai de M. H... J'obtins de celui-ci qu'il se prêterait à cette épreuve, qui eut lieu à l'hôpital Beaujon, dans le mois de décembre 1851, en présence de M. Robert, de M. Huguier, de M. Duchesne-Duparc, de M. Duval, et d'autres médecins et élèves.

Un cathéter, de 4 millimètres de diamètre, fut introduit dans l'urètre, jusqu'à l'obstacle; on y attacha l'un des conducteurs; l'autre se terminait par une plaque de cuivre appliquée sur la cuisse; le courant était produit par quatre couples de Buntzen.

Quatre applications de l'électricité eurent lieu de la même manière à cinq ou six jours d'intervalle l'une de l'autre; elles durèrent trente-trois, vingt-cinq, vingt-huit et trente minutes, le pôle négatif étant dans l'urètre, et le pôle positif sur la cuisse. Elles n'eurent point de résultat; la profondeur à laquelle pénétrait le cathéter était toujours de 13 centim., et il ne passait pas une goutte d'urine par l'urètre.—M. H...ayant déclaré à M. Robert et à moi qu'il ne voulait pas pousser plus loin l'expérience, je repris la cautérisation d'avant en arrière avec le nitrate d'argent.Sept applications eurent lieu à quatre jours de distance l'une de l'autre, sans que le rétrécissement fût traversé.Je me déterminai alors à recourir au *caustique de Vienne*, dont j'avais tiré déjà bon parti contre des rétrécissemens rebelles au nitrate d'argent, ainsi que je l'ai dit dans mon *Traité des rétrécissemens et angusties de l'urètre*, page 384, année 1845. Je m'étais servi alors du caustique en pâte, préparé instantanément et contenu dans une cupule. (V. p. 9, fig. 4.) Cette fois, je fis usage du caustique solidifié, dont je poussai un petit fragment dans la canule ouverte à ses deux extrémités, et tenue appuyée contre l'obstacle. Quatre jours après la seconde application, qui eut lieu en présence de M. le docteur Hutin, une sonde métallique pénétrait sans effort à une profondeur de 16 centimètres. Là, elle fut arrêtée par un cinquième rétrécissement; je l'attaquai avec le nitrate d'argent; mais, après la troisième cautérisation, avec le nitrate d'argent, n'ayant pas obtenu de résultat, j'eus de nouveau recours au caustique de Vienne : deux applications en furent faites, l'une d'elles le fut encore en présence du docteur Hutin.

Deux jours après la seconde, l'urine commença à couler par l'urètre. Cela eut lieu le 20 mars 1852. La sonde ne franchissant pas encore, je pratiquai une troisième cautérisation avec le caustique de Vienne. Trois jours après, l'urine coulait plus librement : une sonde de 5 millimètres de diamètre arrivait jusqu'an col de la vessie, mais ne pouvait le franchir. Je présentai successivement des sondes de métal et des sondes flexibles droites et à grande courbure, l'entrée leur fut refusée : une seule arriva dans la vessie sans résistance : ce fut la *seconde coudée flexible.*

Les jours suivans, la dilatation fut continuée avec des sondes de cette forme, qui, seules, franchissent le col de la vessie, probablement dévié et déformé par un bourrelet transversal qui empêche la vessie de se vider complètement et qu'il faudra peut-être inciser plus tard, si la miction ne se rétablit pas dans son intégrité. Les fistules du périnée et du scrotum se sont fermées.

M. Robert a constaté l'état de choses que je viens de décrire.

RÉTRÉCISSEMENS FRANCHISSABLES PAR DES BOUGIES CAPILLAIRES DEVENANT INFRANCHISSABLES ; — UTILITÉ DE LA CAUTÉRISATION D'AVANT EN ARRIÈRE.

Il y a des rétrécissemens que l'on franchit une fois avec une bougie fine, et que l'on ne parvient plus ensuite à dépasser, même par des tentatives répétées, bien entendues, et faites en variant la forme des bougies, comme il a été dit à satiété dans les observations relatives à l'application des bougies tortillées et crochues. Cela a lieu surtout lorsque la bougie n'a pas séjourné assez longtemps pour produire le ramollissement et la compression du tissu exubérant, et tout au contraire a augmenté, par son contact et son séjour passagers, le gonflement de la muqueuse qui masque l'ouverture de l'étroit passage, ou augmente les déviations de l'augustie. La conséquence pratique à déduire de ce fait, c'est, nous l'avons déjà dit, de prendre grand soin de maintenir la bougie à demeure pendant vingt-quatre heures, et de ne l'enlever que pour la remplacer immédiatement par une autre ; j'ai recommandé de fixer la bougie fine par des liens très courts, embrassant la base du gland sous le prépuce qui, ramené en avant par dessus ces liens, contribue à les maintenir. L'observation de cette précaution peut être rendue inutile par l'impatience et l'inintelligence des malades qui enlèvent la bougie, croyant qu'il sera facile de la replacer, tandis qu'au contraire sa réintroduction devient impossible au moins pendant un temps assez long pour autoriser l'emploi d'autres modes de traitement. Le n° 65 en est un exemple. En voici un autre :

N° 76. — Dans l'une des salles de M. Huguier à l'hôpital Beaujon, au n° 216, fut admis, le 3 juin 1851, le nommé M..., de Clichy, âgé de 78 ans, affecté d'une incontinence d'urine qui datait de deux ans ; mais elle avait été précédée par une diminution graduelle du jet, qui remontait, au dire du malade, à une trentaine d'années. Une sonde d'argent, introduite par M. Huguier, fit rencontrer vers le bulbe un obstacle trop résistant pour être surmonté ; des bougies furent présentées qui ne purent franchir. Ces tentatives furent renouvelées plusieurs jours sans plus de résultat. Enfin, M. Huguier parvint à faire pénétrer une bougie capillaire tortillée. Elle fut fixée à demeure par M. Turgan, interne, avec les précautions indiquées plus haut, mais dans la journée le malade, dont le grand âge avait rendu défaillante une intelligence peu développée primitivement, enleva la bougie. Le lendemain et les jours suivans toutes les tentatives faites par M. Huguier, par les internes, par moi, furent impuissantes à la réintroduire. Je proposai la cautérisation d'avant en arrière, M. Huguier l'approuva et me chargea de la pratiquer.

Trois applications de nitrate d'argent eurent lieu à quatre jours de distance l'une de l'autre. Après la seconde, l'urine coula par un petit jet et l'incontinence ne fut plus continuelle. Après la troisième, une petite sonde conique en gomme, du diamètre de trois millimètres, pénétra jusqu'à la vessie qui fut vidée de l'urine très muqueuse et catarrhale qu'elle contenait. Cette sonde fut fixée à demeure et remplacée le lendemain par une autre de quatre millimètres, puis par une de cinq. La dilatation en était à ce point lorsque le malade, pris de nostalgie, sembla menacé de tomber dans un état adynamique. Sa famille le fit sortir de l'hôpital et j'ignore ce qui est advenu depuis.

RÉTRÉCISSEMENS FRANCHISSABLES PAR LES BOUGIES CONTRE LESQUELS LA CAUTÉRISATION D'AVANT EN ARRIÈRE PEUT ENCORE ÊTRE EMPLOYÉE AVANTAGEUSEMENT.

Les rétrécissemens qui laissent filtrer l'urine et ne peuvent être franchis par les sondes et les bougies sont, comme nous l'avons dit, ceux pour lesquels la cautérisation d'avant en arrière est plus particulièrement convenable. Cependant elle est avantageuse dans d'autres circonstances, par exemple lorsque la dureté, la rétractilité du tissu qui forme l'obstacle résiste à la dilatation temporaire par les bougies, et que l'irritabilité des malades qui en sont porteurs rend intolérable le séjour des bougies et des sondes à demeure. Des considérations, en apparence étrangères à l'art, peuvent quelquefois déterminer à donner la préférence à la cautérisation antérograde; par exemple l'impossibilité, pour le malade, de suspendre des affaires, des travaux, des fonctions, de prendre du repos ou même de suivre un traitement avec une certaine régularité.

En voici des exemples :

Rétrécissement très fort dans la région membraneuse se laissant dilater difficilement et se rétrécissant aussitôt après la cessation de la dilatation. — Cautérisation directe. — Élargissement permanent.

N° 77. — « J'ai eu dans ma jeunesse trois gonorrhées, la 1re à l'âge de 18 ans, qui, ayant été négligée, me tomba dans une bourse, les deux autres dans un espace de trois à quatre ans. Je restai ainsi plusieurs années sans rien éprouver; mais en 1826, me trouvant alors au théâtre de Nevers comme artiste dramatique, il me fut impossible un soir de terminer entièrement une représentation, je fus obligé de rentrer chez moi et de prendre le lit, il m'était impossible d'uriner autrement que goutte à goutte et avec beaucoup de difficulté. Le médecin que je fis venir me fit poser des sangsues au périnée et prendre ensuite un bain. Ces moyens ne me réussirent que médiocrement, il essaya de passer une bougie, mais elle ne put entrer dans la vessie, il me dit qu'il y avait un obstacle à environ un pouce et demi du col ; il me conseilla de garder cette bougie et de chercher moi-même à la faire pénétrer, je gagnai effectivement un peu de terrain, mais sans pouvoir entrer dans la vessie ; je continuai ainsi quelques jours l'emploi des bougies, et il me fut possible d'uriner bien plus facilement ; je me croyais guéri et je cessai d'en faire usage, mais quatre ou cinq mois après je fus obligé de recommencer le traitement que j'avais abandonné trop tôt ; cette fois je continuai pendant plus d'une année l'emploi des bougies. Je suis resté ainsi plus de vingt ans sans rien ressentir de cette maladie.

» En 1848, les mêmes symptômes se représentèrent avec plus de ténacité, il m'arrivait quelquefois dans la même journée d'uriner assez facilement, ou de ne pas pouvoir uriner du tout ; je consultai un médecin, qui me dit que cela tenait à du spasme, mais non pas à un rétrécissement qui n'existait pas, j'éprouvais aussi des douleurs dans le gland, c'est, me dit-il, un peu de catharre à la vessie, ou bien un reste de vos anciennes maladies : il m'ordonna des pilules avec du mercure ; je suis resté ainsi plus de deux ans, souffrant sans pouvoir arriver à un résultat favorable. On m'indiqua alors M. Le Roy-d'Etiolles, à qui je m'adressai : après m'avoir sondé, il me dit qu'il y avait bien effectivement du spasme, mais qu'il y avait aussi un très fort rétrécissement, qu'il fallait commencer par introduire une bougie très mince et en augmenter le calibre matin et soir. Je conservai les sondes à demeure pendant sept jours et six nuits, elles avaient acquis le diamètre de six millimètres ; au bout de ce temps, M. Le Roy me fit enlever la sonde, en me disant qu'il continuerait le traitement par la *dilatation temporaire*. Mais le lendemain le rétrécissement avait presque repris sa première forme, presque son premier diamètre, au point qu'une bougie très mince avait peine à passer. En voyant cela, M. Le Roy-d'Etiolles jugea à propos d'employer la cautérisation directe, ce qu'il fit trois fois dans l'espace de douze jours. Je venais chez lui passer quelques instans dans mes courses d'affaires, qu'il m'eût été très préjudiciable de suspendre. Il lui fut possible alors de pénétrer dans la vessie avec des bougies ou des sondes d'une forte dimension.

» Une année s'est écoulée depuis lors ; j'urine librement, et je puis passer d'emblée une sonde de six millimètres, mais je ne le fais que tous les quinze jours, pendant quelques instans, pour assurer le maintien de la dilatation. »

Rétrécissement de l'urètre perméable aux bougies tortillées. — Intolérance pour les bougies. — Cautérisation directe. — Guérison.

N° 78. — G..., 54 ans, couverturier.

En 1820, étant au service militaire, il contracta une blennorrhagie qui dura trois mois; traitée par des tisanes et des injections, elle se supprima brusquement à la suite d'une pollution nocturne, il resta une goutte militaire qui a toujours persisté depuis. Peu de mois après le jet commença à diminuer de calibre.

G... a eu huit chaudepisses depuis 1828 jusqu'en 1845, il ne peut préciser les dates, leur durée a été variable, il n'a pas fait d'injections. Le jet a toujours été en diminuant progressivement, mais n'a pas entièrement cessé, son plus petit volume a été celui d'une ficelle de cuisine.

Le malade attribue à ses rétrécissemens une impuissance assez marquée et beaucoup moins de plaisir dans le coït.

M. Le Roy-d'Etioles n'a pu lui introduire, la première fois qu'il a vu ce malade au bureau central, qu'une bougie capillaire, et cela avec beaucoup de peine; il l'a envoyé à Beaujon, où il a été placé dans le service de M. Huguier, N° 225.

Le 27 avril 1851, M. Huguier essaie d'introduire une petite sonde d'argent, mais il éprouve, à une profondeur de 17 centim., une résistance qui pour être surmontée demanderait un grand effort : des bougies droites de diverses grosseurs, même les plus fines, viennent butter contre l'obstacle sans s'y engager. La bougie tortillée elle-même, qui avait pénétré la veille, ne rencontre pas l'ouverture du rétrécissement. Le malade est mis au bain, et le lendemain de nouvelles tentatives d'introduction d'une bougie capillaire tortillée ont lieu, elle passe cette fois et on la fixe à demeure autour de la base du gland, sous le prépuce, mais dans la nuit le malade, très indocile, la retire, bien que l'urine coule assez facilement. La bougie capillaire tortillée est replacée de nouveau, non sans quelques difficultés, et de nouveau le malade la retire, prétendant qu'elle l'irrite.

M. Huguier et M. Le Roy-d'Etiolles décident alors que l'obstacle sera détruit par la cautérisation directe. Elle est pratiquée le 5 mai. Un petit cylindre de nitrate d'argent pesant 2 décigrammes est consumé en totalité, une heure après G... éprouve de la difficulté à uriner, il est mis au bain, la difficulté cesse, et le lendemain il prétend qu'il rend son eau plus librement qu'avant la cautérisation.

Le 9 mai, plusieurs gouttes de sang et un long caillot vermiculaire s'échappent de l'urètre, par suite de la chute de l'escarrhe probablement.

Le 10 mai, seconde cautérisation suivie d'une augmentation notable du jet de l'urine.

Le 15 mai, une bougie conique de 2 1/2 millimètres pénètre jusque dans la vessie, mais non sans couder la pointe; elle reste en place une demi-heure.

Le 16, le 17 mai, cette introduction est renouvelée, mais comme la dilatation ne fait pas de progrès, une troisième cautérisation est décidée. Cependant le malade demande une sortie de deux ou trois jours, nécessitée, dit-il, pour des affaires de famille. Il reste vingt jours absent.

Rentré à l'hôpital le 9 juin, G... est placé dans le servire de M. Robert, au N° 280. Il prétend que le jet de l'urine est aussi plein que lors de sa sortie, cependant l'introduction des bougies capillaires tortillées ne peut plus se faire qu'avec grande difficulté. M. Le Roy-d'Etiolles essaie de nouveau la dilatation pendant une huitaine de jours, mais il est forcé d'y renoncer. La bougie coudée pénètre seule, on peut en augmenter le calibre, sans qu'il soit pour cela plus facile de trouver l'ouverture excentrique du rétrécissement avec les sondes ordinaires.

Dans cet état de choses, MM. Robert et Le Roy-d'Etiolles jugent à propos de revenir à la cautérisation directe.

Trois cautérisations sont pratiquées par le dernier de ces chirurgiens, à cinq jours de distance l'une de l'autre. Après la troisième, des bougies de six millimètres, à grande courbure, pénètrent facilement jusqu'à la vessie. G... sort de l'hôpital Beaujon le 28 juin 1851, sans que la dilatation ait été portée au-delà de ce calibre.

Le 2 mai 1852, près d'un an après, G... a été examiné par M. Huguier et par M. Le Roy-d'Etiolles, une bougie de six millimètres pénètre d'emblée, en sorte qu'il ne s'est produit aucun retrait, quoique le diamètre n'ait pas été maintenu par l'introduction des bougies.

Nº 79. — B..., âgé de 45 ans, tailleur, né à Lamballe, urine mal depuis une quinzaine d'années. Pendant ce laps de temps il a été traité dans différens hôpitaux, mais incomplètement. Jamais il n'a pu supporter la bougie et la sonde à demeure, et la dureté du tissu qui forme ces rétrécissemens est si grande que la dilatation temporaire a dû s'arrêter chaque fois à un élargissement de deux millimètres. Il fut admis à l'hôpital Beaujon, au commencement de l'année 1851, et placé dans le service de M. Robert. Trois rétrécissemens furent reconnus avec la bougie à boule ; deux situés dans la région spongieuse, franchissables par des bougies de deux millimètres ; et un troisième, au commencement de la région membraneuse, n'admettant qu'un millimètre. La dilatation temporaire ne faisant aucun progrès, les bougies furent fixées à demeure et augmentées graduellement, mais le troisième ou quatrième jour un accès de fièvre survenant, il fallait enlever la sonde et recommencer à nouveau. Les choses allaient ainsi depuis deux mois, lorsque M. Robert, considérant ce cas comme réfractaire à la dilatation, me confia le malade pour que je fisse l'application de mes procédés de scarification et de cautérisation, car je lui dis que, conformément à mes idées basées sur l'expérience, mon intention était de traiter par l'incision les deux rétrécissemens de la région spongieuse, et, par la cautérisation, celui de la région membraneuse qui n'admettait que des bougies filiformes. J'incisai, en effet, les deux premiers obstacles qui étaient formés par des brides très dures et résistantes, mais très minces; et je passai des bougies de 5, 6, 7, millimètres pour les maintenir dilatées, après quoi j'attaquai, par la cautérisation d'avant en arrière, le rétrécissement profond. La première application fut suivie d'un accès de fièvre éphémère ; la seconde rendit beaucoup plus facile la sortie de l'urine. Après la troisième, B..., qui ne pouvait vivre en bonne intelligence ni avec ses voisins, ni avec la sœur de la salle, à laquelle il manquait de respect, fut renvoyé de l'hôpital. Je le fis, sur ses instances, entrer à l'Hôtel-Dieu, dans le service de M. Boyer, où je lui pratiquai encore trois cautérisations. Lorsqu'il en sortit, après deux mois de séjour, l'urine coulait librement, sans douleur, et le malade passait facilement des bougies de 5 millimètres. Pendant cette seconde partie dn traitement, la fièvre n'avait pas reparu et la santé générale s'était grandement améliorée.

Rétrécissement infranchissable par les bougies et les sondes ; commencement d'application de la cautérisation par le nitrate d'argent. — Application du galvanisme sans résultat utile. — Mort, indépendante du traitement.

N° 80.—M.L..., âgé de 71 ans, ancien notaire dans le département du Doubs, portait un rétrécissement depuis 20 ans, lorsqu'il vint à Paris pour réclamer les soins de M. Dubouchet. L'urine coulait en arrosoir, quelquefois sans aucun jet et par gouttes continues, mais assez suivies pour vider la vessie ; ce liquide contenait une énorme quantité de mucosités purulentes. Il y avait de la douleur dans la région du rein gauche et des accès de fièvre intermittente de quinzaine en quinzaine. M. Dubouchet, après avoir fait pendant un mois des essais quotidiens avec toute espèce de sondes et de bougies sans pouvoir franchir l'obstacle, me pria de voir avec lui le malade. N'ayant pas réussi davantage à faire passer des bougies crochues et tortillées de différentes manières, je proposai la cautérisation d'avant en arrière pour frayer un passage. Il était malheureusement évident qu'il y avait une altération profonde des organes urinaires: il était donc à craindre que le succès de ce moyen n'amenât pas la guérison du malade. Cependant, comme il nous était impossible d'apprécier le degré de ces altérations et de savoir si elles étaient au-dessus des ressources de la nature et de l'art, il était de notre devoir d'agir en vue d'obtenir la guérison.

Trois applications de nitrate d'argent avaient été faites avec le porte-caustique direct, à quatre ou cinq jours de distance l'une de l'autre, sans aucun résultat ni en bien, ni en mal, et je songeais à substituer le caustique de Vienne à la pierre infernale, lorsque M. Wertheimber, que je voyais dans ce temps à l'Hôtel-Dieu faire l'essai du galvanisme sur le malade dont j'ai relaté l'histoire sous le n° 52, me demanda l'autorisation de l'appliquer sur celui-ci. Nous y consentîmes, M. Dubouchet et moi.

M. Wertheimberg se servit, comme je l'ai dit précédemment, d'une pile de Buntzen de quatre couples. L'un des conducteurs se terminait par un disque appliqué sur la cuisse, l'autre était fixé sur une tige métallique contenue dans une sonde de gomme et terminée par une olive appuyée contre l'obstacle. Trois fois le courant fut établi de la sorte et continué pendant un quart d'heure. L'action était assez énergique pour produire sur la cuisse une sensation de brûlure et une vésication de toute la surface sur laquelle reposait le disque. Ces trois applications eurent lieu à six jours de distance l'une de l'autre ; après la troisième, M. L..., voyant que la sonde ne pouvait pas entrer et que la difficulté d'uriner était plus grande, nous déclara qu'il avait assez de ce moyen et se refusa formellement à sa continuation.

Sur ces entrefaites, l'altération de la vessie et des reins avait fait des progrès, le pus était en plus grande abondance, la fièvre redoubla ; un état typhoïque, produit probablement par la résorption, survint. Nous ne jugeâmes pas convenable de revenir à l'application du caustique, car lors même que nous serions parvenus à déboucher l'urètre ; la mort n'en eût pas été moins certaine et moins prochaine ; elle eut lieu, en effet, un mois après la cessation du galvanisme. Je me hâte de déclarer que cet agent physique a été complètement étranger à ce résultat, tout aussi bien que les cautérisations précédentes, il ne faut tenir compte dans ce fait que de son inefficacité pour favoriser le passage de la sonde à travers un rétrécissement réfractaire aux bougies et aux divers cathéters.

TRAITEMENT

DES RÉTRÉCISSEMENS PAR L'ÉLECTRICITÉ.

L'électricité a été dès longtemps appliquée comme agent modificateur de l'organisme vivant. On a cru d'abord que son accumulation dans le corps isolé pourrait avoir une grande influence, et l'on a été surpris de voir que ce principe si analogue à l'influx nerveux, n'exerçait pas sur l'économie une action durable. La découverte de la pile voltaïque a fait renaître les espérances, et chaque perfectionnement apporté à cette merveilleuse découverte a été suivi de nouveaux essais sur l'homme et de nouvelles applications à la médecine.

Quatre modes d'action du galvanisme ont été ainsi utilisés, l'action stimulante de la contractilité et de la sensibilité; l'action stimulante des vaisseaux capillaires ou action résolutive; l'action chimique; l'action calorifique ou caustique.

Me serait-il permis de rappeler que j'ai moi-même appliqué ces différens modes d'action : le premier mode, dans l'asphyxie, en dirigeant un courant à travers le diaphragme : dans l'iléus, les étranglemens internes et les hernies étranglées, en déterminant des contractions intestinales : dans l'accouchement, en sollicitant et secondant les contractions utérines. Que j'ai appliqué le troisième et le quatrième mode, c'est-à-dire les actions chimiques et caustiques, dans l'hydrocèle, les abcès froids et les anévrysmes, agissant, pour ce dernier cas, sur une portion de sang arrêtée et stagnante dans le vaisseau entre deux points de compression artificielle. Que j'ai appliqué le premier et le second mode d'action combinés, c'est-à-dire l'action stimulante et l'action résolutive à la rétention d'urine produite par la faiblesse des contractions de la vessie, et les obstacles mécaniques développés au col de cet organe.

M. le docteur Robert a vu il y a peu de jours un malade, M. B..., sur lequel j'ai employé le galvanisme, en 1841, avec un succès passager, pour une rétention d'urine causée par un engorgement de la prostate, formant bourrelet au col de la vessie. Le courant était dirigé sur cette région profonde au moyen d'un conducteur en platine terminé par une olive et enveloppé d'une sonde de gomme ; l'autre conducteur étant appliqué tantôt sur le périnée par une plaque ovale, tantôt dans l'anus au moyen d'un suppositoire en gomme, garni d'un conducteur disposé *ad hoc*. Ces applications ont eu lieu en présence de M. le docteur Boudart, encore aujourd'hui le médecin de M. B..., qui n'est ni le premier, ni le dernier malade sur lequel j'ai fait l'application du galvanisme pour combattre la rétention d'urine. Si je le cite de préférence, c'est qu'il m'a été possible de faire constater le fait par l'un des membres de la Commission de l'Académie, et de le faire attester par le médecin qui en a été le témoin, ce qui après onze ans n'est pas toujours facile. J'ajouterai que M. Monod a fait également l'essai du galvanisme il y a plusieurs années dans des cas semblables, avec la sonde conductrice et le suppositoire conducteur que j'avais mis à sa disposition. M. Michon a fait plus récemment usage de l'électricité dans les rétentions d'urine, et, en communiquant ses résultats à la Société de chirurgie, il a rappelé que je l'avais devancé dans cette voie. J'entre dans ces détails pour prévenir des discussions de priorité d'application du galvanisme à la rétention d'urine produite par la tuméfaction du col de la vessie avec ou sans paralysie de cet organe, discussions que je vois poindre à l'horizon.

Cela dit j'arrive à l'application du galvanisme aux rétrécissemens de l'urètre, non pas que je veuille donner à entendre qu'il y a une liaison intime entre l'une et l'autre ou que l'une ait dû conduire naturellement à l'autre. Je n'ai nulle prétention à la priorité d'application du galvanisme au traitement des rétrécissemens, je la laisse à qui de droit, ne réclamant que l'appropriation de la cautérisation et du cautère électrique à cet usage, comme je le dirai tout à l'heure.

Le galvanisme aurait, suivant M. Wertheimber, trois modes d'action sur les rétrécissemens : 1º il rendrait possible le passage des cathéters à travers les rétrécissemens, que ne peuvent franchir ni les sondes, ni les bougies ; 2º il accélerait la dilatation de ceux qui sont dilatables ; 3º il procurerait la guérison radicale de ceux qui sont fibreux et rétractiles, en déterminant la résolution du tissu inodulaire.

Pour expliquer les deux premiers effets, il est permis d'imaginer que le galvanisme seconde et favorise l'admission de la sonde à travers les rétrécissemens situés dans la région bulbaire et membraneuse, en faisant contracter les fibres musculaires qui, par leur direction, sont susceptibles d'écarter les parois de l'urètre et d'entr'ouvrir l'obstacle devant le cathéter conducteur qui la presse.

Une autre explication de l'action dilatatrice de l'électricité m'est fournie par le souvenir de ce que j'ai observé dans les expériences que j'ai faites sur les animaux, pour constater les effets de cet agent physique sur les contractions intestinales. Dès que l'un des conducteurs de la pile, n'importe lequel, touche les tissus vivans, on les voit se resserrer immédiatement sur eux-mêmes, fuyant pour ainsi dire un contact blessant. Cette sorte de retrait, de resserrement des tissus devant le conducteur ne peut-il pas aussi faciliter son passage à travers le rétrécissement ?

Quant à l'action résolutive du tissu induré, c'est un fait connu que l'électricité stimule la circulation capillaire dans les trois ordres de vaisseaux ; qu'elle active l'exhalation et l'absorption, l'endosmose et l'exosmose, et qu'elle peut ainsi favoriser la résolution. Quel est le degré d'altération des tissus, où s'arrête sa puissance, va-t-elle jusqu'à ramener à l'état normal les tissus qui ont subi la transformation fibreuse ou inodulaire ? Voilà la question.

Ces explications que je propose pour ce qu'elles valent ne sont pas celles que donne M. Wertheimber. Les siennes sont basées sur la décomposition des liquides contenus dans les tissus engorgés et la production de gaz ; théorie que je ne suis pas en état de discuter, car ce médecin n'a pas encore publié ses idées, et j'avoue que je n'ai pas compris l'explication verbale qu'il en donne, bien que j'en aie deux fois entendu l'exposé. Comme preuve de l'exactitude de sa théorie, M. Wertheimber montre, après l'application du galvanisme, quelques bulles de gaz presque imperceptibles à l'œil, attachées au conducteur qui a été en contact avec le rétrécissement et qui résultent probablement de la décomposition des mucosités qui lubréfient l'urètre, mais on ne voit aucun gaz sortir de ce canal pendant la durée du courant, et quand bien même la production de ces gaz aurait lieu, je ne comprendrais pas encore comment la dilatation et la résolution du tissu induré et rétréci pourraient en être la conséquence.

Quoi qu'il en soit de l'exactitude de la théorie, si les effets attribués à l'électricité se produisaient réellement, le procédé aurait une grande importance ? Examinons donc sans prévention et avec impartialité le rôle que joue l'électricité dans les expériences qui ont eu lieu.

En ce qui concerne le premier effet, qui est de rendre possible l'admission de cathéters à travers des rétrécissemens qui refusent le passage aux sondes et aux bougies tout en laissant filtrer l'urine, j'ai démontré dans le chapitre consacré aux bougies crochues et tortillées, qu'il ne faut pas se hâter de considérer les rétrécissemens comme infranchissables, et qu'il y en a bien peu aujourd'hui que l'on ne puisse dépasser en employant ce moyen si simple avec la patience et la légereté convenables.

Il est une autre manœuvre qui, comme chacun le sait, favorise l'entrée de sondes métalliques dont l'admission semblait impossible au premier abord, c'est la pression modérée, mais soutenue, exercée par la main du chirurgien sur le cathéter dont la pointe mousse appuie contre l'obstacle ; souvent il arrive qu'après 5, 10, 15 minutes de cette pression, la sonde le franchit. C'est aussi après avoir tenu son cathéter conducteur en contact avec le rétrécissement et après avoir exercé pendant quelque temps sur lui une pression modérée et soutenue que

M. Wertheimber parvient à franchir (lorsqu'il franchit). Quelle est dans cette circonstance la part de l'électricité? quelle est celle de la presison soutenue? C'est une question que fera tout chirurgien ayant l'habitude du cathétérisme, et nous avons vu qu'elle a été adressée à M. Wertheimber par M. le docteur Cusco, à l'ocassion du malade dont j'ai rapporté l'histoire sous le n° 52. Le fait démontra immédiatement que l'objection était fondée, car le cathéter tenu appuyé contre l'obstacle pénétra par une pression modérée, mais continue, dans le même laps de temps que par la pression jointe au courant galvanique.

Pour démontrer le second effet du galvanisme sur les rétrécissemens, qui serait d'en accélérer la dilatation, M. Wertheimber introduit dans l'urètre les sondes de Mayor ou de Béniqué, qu'il met en communication avec la pile, et il en augmente graduellement le calibre, comme cela se pratique généralement lorsque l'on emploie la dilatation temporaire seule, sans intervention de l'electricité.

Ici un doute se présente encore tout naturellement à l'esprit: quelle est la part de l'électricité dans cette circonstance, et quelle nécessité y a-t-il d'augmenter ainsi le calibre des bougies conductrices jusqu'à 7, 8, 8 1/2 et 9 millimètres, lorsque cela est possible? Cette question a été posée par M. Robert, ainsi que je l'ai dit en racontant l'histoire du n° 55, ce à quoi M. Wertheimber a répondu qu'en agissant ainsi il avait pour but de déplisser l'urètre et de rendre le contact plus immédiat; réponse peu satisfaisante, car une sonde, dès quelle dépasse 7 millimètres est plus que suffisante pour effacer les plis de l'urètre et pour toucher ses parois sur tous les points. Je n'ai pas besoin de dire que je tiens pour sincère l'explication de M. Wertheimber, et que je suis à mille lieues de suspecter sa bonne foi, mais il conviendra qu'il peut y avoir confusion entre les effets de l'électricité et ceux de la dilatation simple, et qu'il est indispensable pour apprécier l'action de la première, de la dégager de la seconde. Il est persuadé qu'il a vu le courant galvanique produire des effets que l'on n'obtient pas par les différens modes de dilatation ; je suis convaincu de sa persuasion, et c'est cette conviction, jointe aux raisons théoriques précédemment spécifiées, qui m'engage à étudier de mon côté l'action dilatatrice et résolutive de l'électricité : à l'étudier avec le désir ardent de vérifier une nouvelle conquête de la médecine; car résoudre par le galvanisme le tissu fibreux, inodulaire ou seulement empêcher sa rétractilité, serait vraiment une conquête à laquelle j'applaudirais de grand cœur.

Jusqu'ici les expériences dont j'ai été le témoin et celles que j'ai tentées n'ont pas réalisé ce désir. J'ai raconté aux chapitres de la bougie tortillée et de la cautérisation d'avant en arrière, l'histoire de quatre de mes malades sur lesquels le galvanisme a été essayé par M. Wertheimber. Deux de ces rétrécissemens, les nos 75 et 80, étaient infranchissables par la bougie et les sondes, ce médecin pensa que le galvanisme rendrait le passage possible, ce qui n'a pas eu lieu. Les deux autres, nos 52 et 55, admettaient des bougies, mais ils étaient rétractiles et se resserraient après la cessation de la dilatation. M. Wertheimber crut que cette rétractilité pourrait être neutralisée par le galvanisme; sur les deux malades cet agent n'a pas atteint le but. Deux autres, traités à Beaujon, dans le service de M. Huguier, ont quitté l'hôpital avant que leurs rétrécissemens fussent effacés; ces malades n'étaient pas miens et ne les ayant pas suivis hors de l'hôpital, je m'abstiens d'entrer dans aucun détail. Il n'en est pas de même du suivant :

N° 81. — M. G..., âgé de 36 ans, boulanger à Paris, dans le quartier de Bréda, a eu dès son enfance de la difficulté à uriner; les besoins étaient fréquens, le jet petit et contourné. M. Wertheimber ayant été consulté au mois de mai 1852, conseilla et fit l'application du galvanisme trois séances de quinze minutes. Chacune eut lieu à peu de jours de distance l'une de l'autre, et, s'il faut en croire le malade, le cathéter n'est pas arrivé jusqu'à la vessie; il ne pénétrait pas au-delà de six pouces et demi. Après la troisième une dysurie très grande survint; le malade expulsait toutes les dix minutes une cuillerée d'urine avec de grands efforts; il eut un accès de fièvre. M. G... fit appeler son médecin, M. Lacroix, qui me demanda de le voir avec lui. Lorsque je visitai le malade, la fièvre était tombée, grâce à une application de sangsues, aux bains, aux cataplasmes, conseillés par M. Lacroix; mais la difficulté d'uriner était la même. Je présentai des sondes et des bougies; elles furent arrêtées vers le milieu de la région membraneuse sans que leur pointe s'y engageât. Ayant observé plusieurs fois que les rétrécissemens survenant aux personnes qui ont uriné mal dès l'enfance, sont plus souvent que d'autres compliqués de déviation et de déformation du col de la vessie, et que dans ces cas les bougies et les sondes crochues réussissent, je pris une petite sonde flexible de cette forme ayant deux millimètres de diamètre, et de suite elle pénétra jusqu'à la vessie par un léger mouvement de diduction de son crochet produit par la rotation entre les doigts. Un verre d'urine fut retiré, bien que M. G... en eût rendu une cuillerée un moment auparavant avec de grands efforts. Cette médiocre quantité d'urine contenue dans la vessie indiquait un certain degré d'irritation de cet organe. Nous laissâmes cependant la sonde à demeure ; elle fut supportée, et le lendemain nous en introduisions une de quatre millimètres, le surlendemain une troisième de six. La menace du retour du mouvement fébrile nous détermina à retirer la sonde et à laisser reposer le malade. Après dix jours de repos, je sondai M. G..., et je pus introduire d'emblée une sonde de six millimètres. Je l'avais fait uriner un instant auparavant et je trouvai sa vessie vide ; j'en tirai cette conclusion que la déviation, la déformation du col par un bourrelet, étaient la cause principale de la difficulté d'uriner habituelle, que le rétrécissement léger situé au milieu de la région membraneuse était formé par le gonflement de la muqueuse et qu'il avait été exaspéré par le courant galvanique et la pression des conducteurs ; autrement, il n'aurait pas cédé si promptement et si complètement à la dilatation. J'ignore si la vessie se vidait habituellement ; si elle ne se vidait pas auparavant, on doit admettre que la dépression exercée pendant quelques jours sur le bourrelet du col a suffi pour l'affaisser et permettre l'évacuation de l'urine, ce qui du reste arrive assez fréquemment.

J'ai dit, en parlant du diagnostic des rétrécissemens, que leur nature fibreuse et rétractile ne se révèle le plus souvent que par le résultat du traitement et par leur reproduction répétée. Pour apprécier l'action résolutive du galvanisme, il faut donc l'expérimenter sur des rétrécissemens qui se sont réformés après un ou plusieurs traitemens par la dilatation. Les plus rebelles sont situés dans la région spongieuse de l'urètre, soit que le tissu érectile qui la forme ait plus de disposition à le transformation inodulaire, soit que la turgescence de ce tissu spongieux joigne son influence à celle de la rétractilité du tissu fibreux pour rendre le resserrement plus rapide. Toujours est-il que pour rendre plus concluante la démonstration de l'action résolutive de la pile sur le tissu inodulaire, il serait bon que l'application en fût faite à des rétrécissemens de la région spongieuse qui se seraient reproduits après avoir été dilatés complètement deux ou trois fois.

Je désire que l'on ne tire pas de ces objections la conclusion que je nie l'action dilatatrice et même l'action résolutive du galvanisme sur les rétrécissemens. Je répète, au contraire, que théoriquement je comprends cette double influence ; mais je ne veux admettre que la vérité et je recherche pour les éliminer, les causes d'erreurs qui pourraient égarer les médecins et le promoteur du procédé lui-même.

La pile de Buntzen avec ses vases poreux et sa pâte de charbon, est celle qu'emploie M. Wertheimber ; on peut également employer celle de Grove qui a remplacé le charbon par des feuilles de platine. Celle-ci a peut-être l'avantage de dégager moins de vapeur nitrique, ce qui, dans une chambre de malade, est à considérer. Je ne sais combien de couples emploie M. Wertheimber, car la boîte qui les contient était toujours fermée, quand je l'ai vu expérimenter ; je suppose, d'après sa dimension, qu'elle renferme quatre couples ou huit petits élémens. La pile de Grove que j'emploie à ce nombre et produit les mêmes effets. Le pôle négatif, dans toutes les applications dont j'ai été témoin, a été dirigé dans l'intérieur de l'urètre, et le pôle positif fixé sur une plaque de cuivre appliquée sur la cuisse. Les conducteurs introduits dans l'urètre étaient tantôt enveloppés d'une sonde de gomme, tantôt fixés sur des sondes de Mayor ou de Béniqué introduites à nu dans le canal.

La résistance qu'opposent les chairs au passage du courant étant en raison de leur épaisseur, il vaut mieux placer sur le périnée le conducteur extra-urétral que de l'appliquer sur la cuisse comme le fait M. Wertheimber. Outre l'avantage d'obtenir plus d'effet avec une pile moins forte, on y trouve encore celui de faire contracter isolément ou simultanément tel ou tel muscle qui, comme le sphincter de l'anus, les transverses du périnée et les ischio caverneux, tendent par la traction oblique et en arrière qu'ils exerçent sur l'urètre à écarter les parois de ce canal, particulièrement à l'insertion des deux premiers, c'est-à-dire en arrière du bulbe au point qui est le siége du plus grand nombre des rétrécissemens. La plaque ronde qu'applique sur la cuisse M. Wertheimber, n'est pas convenable pour s'adapter au périnée et à la marge de l'anus; une plaque ovale ou semi-lunaire est plus en rapport avec la forme de cette région ; un conducteur à boule simple ou double conviendrait mieux encore, en permettant de faire suivre au courant la direction des fibres de tel ou tel muscle : il pourrait même être utile d'introduire ce conducteur dans le rectum, comme je le fais depuis douze ans dans les cas de dysurie produite par des obstacles situés au col de la vessie ou dépendante du défaut d'énergie de cet organe; on sollicite ainsi plus sûrement les contractions des fibres musculaires longitudinales propres à la région membraneuse de l'urètre, et celles qui du plan interne de la vessie se prolongent dans la gouttière prostatique, et que j'ai nommées fibres dilatatrices du col de la vessie.

Action calorique et caustique du galvanisme sur les rétrécissemens. — Cautère électrique.

Tout le monde sait que les deux pôles de la pile voltaïque agissent d'une manière différente sur les tissus vivans sous le rapport chimique et sous le rapport sensitif, le pôle positif a une action plus énergique et qui peut aller jusqu'à produire des escarrhes, c'est ce que j'ai observé dans les applicatons du galvanisme à la cure de l'hydrocèle, que j'ai faites à l'Hôtel-Dieu il y a une vingtaine d'années, et dans les expériences que j'ai tentées sur des chevaux chez M. Leblanc, vétérinaire, dans le but de guérir les anévrysmes. Cette action caustique et escarrhotique est applicable aux rétrécissemens de l'urètre, et elle a été appliquée. Il suffit de changer la direction du courant et de mettre le pôle-zinc en communication avec le conducteur urétral. Pour ce cas, il importe d'isoler plus complètement le cathéter en l'enveloppant d'une sonde de gomme.

Les malades ressentent alors dans le canal la chaleur brûlante qu'ils éprouvent sur la cuisse ou le périnée, au point de contact de la plaque conductrice lorsque vient s'y rendre le fil du pôle positif. Pour produire l'action caustique et escarrhotique, il faut un plus grand nombre d'élémens que lorsqu'on veut obtenir l'action résolutive.

Cette action est plus sûrement produite encore en employant un gros cathéter conducteur, terminé par une saillie, une pointe mousse, un cône, dans lesquels s'accumule l'électricité.

Des expériences récentes ont été faites à l'hôpital des Cliniques par M. Nélaton, sur l'application de l'action calorifique de la pile voltaïque à la cautérisation de kystes et de tumeurs analogues. L'appareil dont il s'est servi, imaginé et combiné par M. Renault, pharmacien en chef de l'hôpital, est formé de deux fils de cuivre placés dans un petit cylindre en bois, et maintenus à distance. L'une des extrémités de ces fils de cuivre est fendue, et dans cette fente sont reçus et fixés par un écrou, les deux bouts d'un fil de platine recourbé en fer-à-cheval. Ce fil de platine ne doit pas avoir plus du cinquième du volume du fil de cuivre. Cette condition est essentielle pour qu'il rougisse, car c'est la résistance qu'éprouve l'électricité à passer d'un fil plus gros dans un fil beaucoup plus petit qui y développe la chaleur.

En apprenant les expériences de M. Nélaton, j'ai songé de suite à faire à la cautérisation des rétrécissemens de l'urètre l'application du cautère électrique; mais il fallait pour cela modifier l'appareil de M. Renault, qui est trop volumineux pour être insinué dans l'urètre; le rapprochement des deux fils de cuivre nécessitait un meilleur isolant que le bois. Je les ai placés dans deux tubes de verre que j'ai fait recouvrir d'une couche de *gutta percha*, leur formant une commune enveloppe. Le fil de platine courbé en fer-à-cheval n'a qu'un demi-millimètre de diamètre, plus gros il serait disproportionné avec le volume des fils de cuivre et ne rougirait pas ; sa saillie n'est que d'un centimètre en avant des tubes de verre et de leur enveloppe. J'ai fait il y a trois jours seulement l'application de ce cautère électrique sur un rétrécissement situé à 13 centimètres de profondeur, c'est-à-dire en avant du bulbe. Le courant n'a pas duré plus de deux secondes ; la sensation a été celle de la brûlure, mais assez légère. Il n'est pas résulté d'inflammation ni de rétention d'urine.

On comprendra que je m'abstienne d'émettre une opinion arrêtée sur l'avenir de ce mode de cautérisation ; toutefois je doute que ses avantages compensent les embarras que donne l'emploi de la pile et les difficultés de construction de l'appareil.

FIN.

Paris. — Typographie Félix Malteste et Cᵒ, rue des Deux-Portes-St-Sauveur, 22.

www.ingramcontent.com/pod-product-compliance
Ingram Content Group UK Ltd.
Pitfield, Milton Keynes, MK11 3LW, UK
UKHW021635090726
13657UKWH00004B/1623